COUP D'OEIL

SUR LA PESTE

ET LES QUARANTAINES,

A L'OCCASION

DU CONGRÈS SANITAIRE

RÉUNI A PARIS AU MOIS DE JUILLET 1851,

PAR

LE DR CLOT-BEY,

Ex-inspecteur général du service médical d'Egypte,
Associé de l'Académie nationale de médecine,
Membre de plusieurs Sociétés savantes françaises et étrangères,
Officier de la Légion d'honneur,
Commandeur et grand-croix de plusieurs ordres, etc., etc.

VIDI!!!...

PARIS.

CHEZ VICTOR MASSON, LIBRAIRE,

PLACE DE L'ÉCOLE-DE-MÉDECINE, 17.

1851.

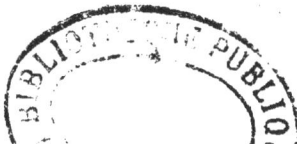

r

COUP D'OEIL

SUR LA PESTE

ET LES QUARANTAINES.

Paris. — Imprimerie de L. MARTINET, rue Mignon, 2.
(Quartier de l'École-de-Médecine.)

A MA FEMME

MON MEILLEUR AMI !

Je te fais hommage de ce mémoire, en souvenir des alarmes que tu éprouvais alors que je visitais chaque jour des pestiférés. Aucune précaution ne nous séparait, et notre enfant recevait mes tendres caresses. Il ne fallait rien moins que ta confiance et ton dévouement pour vaincre des pré-jugés héréditaires. Reçois ici l'expression de ma gratitude et de mon inaltérable attachement.

CLOT-BEY.

AVANT-PROPOS.

Le vœu qu'un congrès d'hommes spéciaux s'oc-
cupât de la question si importante de la peste et
des quarantaines avait été émis, en 1834, par
M. Ségur du Peyron, inspecteur du service sanitaire,
et reproduit, en 1845, par M. le docteur Mêlier à
l'Académie de médecine. Il vient enfin d'être décidé
qu'il aurait lieu en France, et déjà un médecin et
un administrateur, délégués par chacune des douze
puissances méditerranéennes, sont réunis à Paris.
La conférence qui va s'ouvrir n'atteindra qu'in-
complétement le but si longtemps désiré, car le
programme n'embrasse que la régularisation des
quarantaines des différents pays.

Quoi qu'il en soit, l'entente des gouvernements
sur ce point amènera, nous l'espérons, de nouvelles
améliorations dans le régime quarantenaire, et la
rédaction d'un code sanitaire commun à toutes les
puissances.

Me trouvant dans la capitale au moment où ce
congrès va se réunir, je crois opportun de résumer
les principaux points qui touchent à la peste et
aux quarantaines.

Bien qu'il ne s'agisse pas dans cette conférence de discuter scientifiquement la question, il est naturel cependant que les délégués qui doivent décider sur les mesures de précaution à adopter ne restent pas trop étrangers à la connaissance des maladies dont il s'agit de se préserver.

J'espère que l'opinion d'un médecin qui a fait une étude spéciale de la peste pendant vingt-cinq ans de séjour en Égypte où il était à la tête du service médical, qui a traversé de grandes épidémies, donné des soins à des milliers de pestiférés, fait de nombreuses autopsies, expérimenté les divers modes de traitement, cherché avec conscience et bonne foi, sans système ni idées préconçues, à déterminer le caractère contagieux ou non contagieux de ces affections, j'espère, dis-je, que son opinion pourra inspirer quelque confiance. Je l'espère d'autant plus que cette opinion est corroborée par les travaux de nombreux et honorables confrères qui, comme lui, ont payé de leurs personnes (1).

(1) Ce qui prouvera combien ma conviction est profonde, c'est qu'en 1841 le ciel m'avait donné une enfant pour laquelle j'avais une tendresse extrême et qui faisait mon bonheur. Eh bien, en venant de visiter les pestiférés, la première chose que je faisais, en rentrant chez moi, était de prendre ma petite Marie dans mes bras sans user d'aucune précaution préalable, au point que sa mère, Marseillaise, imbue de la croyance à la contagion comme on l'est dans ce pays, en éprouvait de vives alarmes. Si ce n'est point un fait concluant au point de vue de la science, c'est au moins la plus grande preuve que je puisse produire de mon intime conviction. Assurément je n'aurais pas agi de même après avoir visité des malades varioleux, ou atteints de rougeole, de scarlatine ou du typhus.

Si quelqu'un osait me faire l'injure de suspecter mon dévoue-

Je me suis efforcé de rendre ce travail aussi clair et aussi concis que possible, afin qu'il pût être lu et compris par les personnes étrangères à la médecine. Les hommes de l'art trouveront tous les développements désirables dans un traité que j'ai

ment et ma bonne foi, j'en appellerai à l'Égypte entière et aux documents suivants :

1.

Traduction d'un firman de S. A. Mohamed-Ali adressé à Clot-Bey.

« La gloire des grands de la nation chrétienne, le président du conseil de santé, promu au grade de mirlioua (général), Clot-Bey, que son habileté soit éternelle.

» L'habileté, les bons services et la fidélité dans toutes les fonctions dont vous avez été chargé jusqu'à présent, et surtout les soins que vous avez donnés aux malades pendant la terrible maladie qui a dernièrement envahi l'Égypte, ayant encore rendu plus manifestes à nos yeux l'éclat de votre zèle et de votre courage, ainsi que l'habileté et la capacité qui vous distinguent dans votre art, nous vous avons jugé digne d'être promu immédiatement au rang glorieux sus-désigné.

» Et comme le but d'une noble ambition pour les hommes de mérite, fidèles à l'accomplissement de leurs devoirs, est d'être remarqués, distingués et honorés parmi leurs semblables, sachez que nous vous avons gratifié et honoré du grade sus-désigné, et qu'à partir de la date du présent ordre, vous avez été élevé au rang de mirlioua. J'espère que vous déploierez toute l'habileté et le talent dont vous êtes capable dans l'accomplissement du service dont vous êtes chargé, et qu'en toute circonstance vous vous rendrez digne de notre contentement et de notre satisfaction.

» C'est à cet effet que cet ordre est émané de nous, et remis entre vos mains.

» Avec la grâce de Dieu, vous vous conformerez à sa teneur. Gardez-vous bien d'y contrevenir.

» 9 rabi-akrir 1251 (1835). »

Mohamed-Ali, en me remettant ce firman, prononça ces paroles :

2

publié sur la peste en 1840, et dont ce mémoire n'est qu'une analyse.

Je serai heureux, et mon but sera atteint, si ce court exposé peut répandre quelques idées rationnelles sur une maladie qui a été trop longtemps l'effroi des populations, calmer les craintes puériles

« Clot-Bey, tu t'es couvert de gloire dans une bataille qui a duré six » mois; je te fais général! »

2.

. Lettre de M. Mimaut, agent et consul général de France en Égypte, à Clot-Bey.

« Louksor, le 31 mai 1835.

» MON CHER BEY,

» ... Je n'ai eu de vous que des nouvelles indirectes, depuis cette lettre qui vous honore tant. Je sais qu'au milieu des horreurs dont la malheureuse ville offre l'affreux spectacle, vous donnez l'exemple du plus noble courage et d'un zèle à toute épreuve. Recevez de ma part les compliments que je vous fais comme particulier, en attendant que je vous les fasse peut-être au nom du gouvernement, sur une conduite si propre à honorer le nom français, si analogue à ce que vous avez déjà fait dans une autre grande circonstance, en un mot si digne de vous.

» On voudrait écrire en marge de ces magnifiques rapports ce que Voltaire dit qu'il fallait écrire sans y rien ajouter au bas de chaque page de Racine, *beau, admirable, inimitable.*

» Il y a dans votre lettre du 20 mars une phrase qui est sublime dans toute la force du terme; c'est cette phrase : « Nous ne nous » abusons pas sur notre position; mais enfin nous sommes quatre, » et nous espérons que quelqu'un de nous restera pour transmettre » les observations qui auront été faites. »

» J'ai déjà fait connaître au gouvernement cette belle parole, et votre plus belle conduite. Je le tiendrai au courant de tout. C'est à lui et au public de l'Europe qu'il appartiendra d'apprécier ce que de pareils faits ont d'héroïque.

» *Signé* MIMAUT. »

qu'elle a excitées, et montrer les dangers et le préjudice considérable, pour le commerce et les relations internationales, de pratiques sanitaires que ces craintes mal fondées avaient poussées jusqu'aux dernières limites de l'exagération. Il est temps enfin de mettre un terme aux conflits incessants, aux vexations, et aux abus de toute sorte émanés du caprice des intendances. Il était déplorable, en effet, de voir que, pour la même cause, dans le même but, des administrations sanitaires des différents pays appliquassent si diversement, et, qu'on me pardonne le mot, si arbitrairement, les lois quarantenaires.

Les progrès qu'ont faits les idées en matière de contagion et de quarantaine depuis quinze ans rendront facile la tâche du congrès.

Il ne reste plus que peu de chose à faire pour arriver à ce que ces institutions ne soient plus des mesures vexatoires et fiscales, mais deviennent en réalité des précautions, sinon d'une utilité véritable au point de vue de la science, bonnes du moins pour donner satisfaction à l'opinion publique et rassurer les populations.

Un décret du président de la République du 24 décembre 1850, rendu sur un rapport d'un ministre éclairé, est venu briser l'omnipotence des intendances sanitaires, et apporter d'utiles réformes à notre régime quarantenaire. A l'avenir ces scandaleux abus d'autorité ne pourront plus se reproduire (1).

(1) Témoin de la belle conduite de mon confrère et ami, M. le docteur Mêlier, chargé de mettre à exécution cette ordonnance et de

Nous espérons que cet exemple sera suivi par les autres gouvernements.

Je vais passer successivement en revue les différents points de l'histoire de la peste, en m'étendant plus particulièrement sur ce qui a trait à l'étiologie et surtout à la contagion.

Je saisirai cette occasion pour signaler quelques points de divergence entre les conclusions du rapport de l'Académie nationale de médecine et mes opinions ; je relèverai aussi les propositions formulées dans le rapport de l'Académie royale médico-chirurgicale de Turin, rédigé par le docteur Secondo Polto, membre et secrétaire de la commission, et je terminerai par une description succincte de la peste.

Je livre avec confiance cet aperçu improvisé, et écrit sans prétentions, à l'appréciation des médecins ; j'espère aussi qu'il sera lu avec intérêt par le public éclairé.

réorganiser le service sanitaire à Marseille, je saisis avec empressement cette occasion pour lui payer le juste tribu d'éloges qu'il mérite. Dans l'accomplissement de cette tâche délicate, difficile et même dangereuse, il a montré une rare sagacité administrative, un courage qu'aucun obstacle n'a arrêté ni intimidé. Sa persévérance, l'aménité de son caractère et son esprit conciliant l'ont fait triompher de toutes les résistances. Il a su dissiper avec une habileté remarquable les préventions qui s'étaient élevées contre lui, ou plutôt contre l'objet de sa mission ; il a accompli cette mission jusqu'au bout à la satisfaction générale, au point de se faire regretter par ses adversaires mêmes. Le gouvernement ne pouvait faire un meilleur choix pour le représenter au congrès.

COUP D'OEIL

SUR LA PESTE

ET LES QUARANTAINES.

---

§ I. — Étiologie.

C'est pendant la terrible peste qui a ravagé
l'Égypte en 1834 et 1835 qu'ont été faites des
études sérieuses et approfondies. C'est la première
fois, je ne crains pas de le dire, que le fléau a été
abordé de sang-froid. Les nombreux médecins qui
ont assisté à cette épidémie, et qui ont traité les
pestiférés comme ils l'auraient fait de malades or-
dinaires, ont publié les résultats de leurs travaux
dans cinquante-deux mémoires plus ou moins
étendus, dont les plus importants sont ceux des
docteurs Abbot, Aubert, Duvigneau, Emmengard,
Gaetani-Bey, Lachèze, Ledlaw, Perron, Pruner et
Seisson. Qu'on me permette d'y ajouter mon ouvrage
intitulé : *De la peste observée en Égypte.*

Ce sont ces différents écrits qui ont éclairé
l'Europe sur une affection encore si peu connue,
et qui ont servi de base aux nouvelles recherches
dont se sont occupés, dans ces dernières années,

les corps savants, et amené les réformes introduites dans le régime sanitaire.

Depuis 1835, quatre épidémies moins meurtrières ont eu lieu en Égypte, en 1836, 1841, 1842 et 1843 ; de nouveaux faits ont été observés et sont venus confirmer ceux de 1834 et de 1835.

En 1846, des débats solennels ont eu lieu dans le sein de l'Académie nationale. Plus de cinquante séances ont été consacrées à l'importante question de la peste et des quarantaines. Des hommes éminents, des praticiens célèbres autant qu'érudits, y ont pris part. Ce corps savant a élucidé la matière, fait justice d'un grand nombre d'erreurs, et a proposé de grandes réformes dans tout ce qui a trait à la prophylaxie.

Tout en rendant justice aux travaux de l'Académie, je dois déclarer que sur plusieurs points fondamentaux je ne partage pas les idées qui ont été émises par le docteur Prus et acceptées par mes illustres confrères, notamment à l'égard de l'étiologie. Voici les vingt-huit conclusions du rapport du docteur Prus :

« 1° On a vu la peste naître spontanément non seulement en Égypte, en Syrie et en Turquie, mais encore dans un grand nombre d'autres contrées d'Asie, d'Afrique et d'Europe.

» 2° Dans tous les pays où l'on a observé la peste spontanée, son développement a pu être rationnellement attribué à des causes déterminées agissant sur une grande partie de la population. Ces causes sont surtout : l'habitation sur des terrains d'alluvion ou sur des terrains marécageux, près de la Méditerranée ou près de certains fleuves, le Nil, l'Euphrate et le Danube; des maisons basses, mal aérées, encombrées; un air chaud et humide, l'action de matières animales et végétales en putréfaction, une alimentation malsaine et insuffisante, une grande misère physique et morale.

» 3° Toutes ces conditions se trouvant réunies chaque année dans la basse Égypte, la peste est endémique dans cette contrée, où on la voit presque tous les ans sous la forme sporadique, et, tous les dix ans environ, sous la forme épidémique.

» 4° L'absence dans l'ancienne Égypte de toute épidémie pestilentielle pendant le long espace de temps qu'une administration éclairée et vigilante et une bonne police sanitaire ont lutté victorieusement contre les causes productrices de la peste justifie l'espérance que l'emploi des mêmes moyens serait suivi des mêmes résultats.

» 5° L'état de la Syrie, de la Turquie, de la régence de Tripoli, de celle de Tunis et de l'empire de Maroc étant à peu près le même qu'aux époques où des épidémies de peste s'y sont montrées spontanément, rien n'autorise à penser que des épidémies semblables ne pourraient pas y éclater encore.

» 6° La peste spontanée paraît peu à craindre pour l'Algérie, parce que, d'une part, les Arabes et les Kabyles, vivant les uns sous la tente, les autres dans des demeures placées au sommet ou dans les flancs des roches, ne peuvent engendrer la maladie, et, d'une autre part, parce que l'assainissement de plusieurs parties marécageuses et les améliorations vraiment remarquables déjà apportées dans la construction et la police du petit nombre de villes existantes semblent une garantie suffisante contre le développement spontané de la peste.

» 7° Les progrès de. la civilisation et une application générale et constante des lois de l'hygiène peuvent seuls nous. fournir les moyens de prévenir le développement de la peste spontanée.

» 8° Lorsque la peste a sévi avec violence en Afrique, en Asie et en Europe, elle s'est toujours montrée avec les principaux caractères des maladies épidémiques.

» 9° La peste sporadique diffère de la peste épidémique, non seulement par le petit nombre d'individus atteints de la maladie, mais encore et surtout parce qu'elle ne présente pas les caractères appartenant aux maladies épidémiques.

» 10° La peste se propage à la manière de la plupart des maladies épidémiques, c'est-à-dire par l'air et indépendamment de l'influence que peuvent exercer les pestiférés.

» 11° L'inoculation du sang tiré de la veine d'un pestiféré ou du pus d'un bubon pestilentiel n'a fourni que des résultats équivoques; l'inoculation de la sérosité prise dans la phlyctène d'un charbon pestilentiel n'a jamais donné la peste: il n'est donc pas prouvé que la peste puisse se transmettre par inoculation.

» 12° Un examen attentif et sévère des faits con-

tenus dans la science établit, d'une part, que dans
les foyers épidémiques le contact immédiat de
milliers de pestiférés est resté sans danger pour
ceux qui l'ont exercé à l'air libre ou dans des en-
droits bien ventilés ; et, d'une autre part, qu'une
observation rigoureuse ne démontre pas la transmissibilité de la peste par le seul contact des malades.

» 13° Des faits en très grand nombre prouvent
que les hardes et vêtements ayant servi à des pestiférés n'ont pas communiqué la peste aux personnes qui en ont fait usage sans aucune purifi-
cation préalable, et dans un pays actuellement ou
récemment soumis à une constitution pestilentielle.

» 14° La transmissibilité de la peste par les marchandises, dans les pays où la peste est endémique
ou épidémique, n'est nullement prouvée.

» 15° La peste est transmissible, dans les foyers
épidémiques, par les miasmes qu'exhalent les pestiférés.

» 16° Il est incontestable que la peste est transmissible, hors des foyers épidémiques, soit sur
des navires en mer, soit dans les lazarets d'Europe.

» 17° Rien ne prouve que la peste soit transmissible, hors des foyers épidémiques, par le contact
immédiat des pestiférés.

» 18° Il n'est pas constaté que la peste soit transmissible, hors des foyers épidémiques, par les hardes
et les vêtements ayant servi à des pestiférés.

3

» 19° Il n'est nullement établi que les marchandises puissent transporter la peste hors des foyers épidémiques.

» 20° La classification admise dans nos lazarets pour les objets susceptibles et non susceptibles ne repose sur aucun fait ni sur aucune expérience dignes de confiance.

» 21° L'étude des moyens à l'aide desquels on cherche à détruire le principe pestilentiel, qu'on suppose être contenu dans des vêtements ou des marchandises, est et sera complétement sans objet tant qu'on n'y aura pas démontré la présence de ce principe.

» 22° La peste peut se transmettre hors des foyers épidémiques par infection miasmatique, c'est-à-dire par l'air chargé de miasmes pestilentiels.

» 23° La peste est plus ou moins transmissible, suivant l'intensité de l'épidémie, suivant que celle-ci est dans sa première, sa seconde ou sa troisième période, suivant enfin les dispositions organiques des individus soumis à l'action des miasmes pestilentiels.

» 24° Les pestiférés, en viciant l'air des localités dans lesquelles ils sont renfermés, peuvent créer des foyers d'infection pestilentielle qui transmettent la maladie.

» 25° Les foyers d'infection pestilentielle peuvent persister après l'enlèvement des pestiférés.

» 26° Les foyers d'infection, une fois formés à bord d'un navire par la présence d'un ou de plusieurs pestiférés, peuvent être transportés même à de grandes distances. On les a vus trop souvent acquérir une intensité redoutable sur des bâtiments encombrés de troupes ou de pèlerins.

» 27° Les foyers mobiles ne peuvent devenir la cause de foyers secondaires, et, par suite, d'une grande propagation de la maladie, que s'ils rencontrent dans les pays où ils sont transportés les conditions nécessaires au développement de la peste.

» 28° Le temps ordinaire de l'incubation de la peste est de trois à cinq jours : la durée de cette incubation ne paraît pas avoir jamais dépassé huit jours. »

Plusieurs membres de l'Académie ont élevé la voix contre ces conclusions, entre autres M. le docteur Londe, dans un discours plein de verve et d'érudition, qu'il termine par six propositions, dont cinq sont conformes aux opinions que je professe. Deux ont trait à la contagion, trois aux quarantaines, et une aux moyens de détruire la peste. Je les mentionnerai en leur lieu.

La deuxième conclusion du rapport de l'Académie est ainsi conçue :

« 2° Dans tous les pays où l'on a observé la peste » spontanée, son développement a pu être rationnel- » lement attribué à des causes déterminées agissant » sur une grande partie de la population. Ces » causes sont surtout : l'habitation sur des terrains » marécageux, près de la Méditerranée ou près de » certains fleuves, le Nil, l'Euphrate, le Danube; » des maisons basses, mal aérées, encombrées; un

» air chaud et humide, l'action des matières ani-
» males et végétales en putréfaction, une alimenta-
» tion malsaine et insuffisante, une grande misère
» physique et morale. »

Je conteste qu'aucune de ces causes soit capable
de produire la peste. On peut d'autant moins leur
attribuer son développement, qu'il est des localités
où des causes analogues se trouvent réunies, et où
la peste n'apparaît jamais, tandis qu'il en est d'autres au contraire qui ne présentent aucune des particularités que l'on rencontre en Égypte, et dans le
Delta en particulier, qui n'ont ni le Nil, ni les
inondations, et où la peste se déclare, comme en
Syrie, en Turquie, à Tunis, au Maroc, etc.

C'est au point que les Égyptiens eux-mêmes ont
la prétention de croire que jamais la peste ne naît
dans leur pays, et, quand elle y éclate, qu'elle est
toujours apportée du dehors ; les Syriens en accu-
sent toujours Constantinople et Smyrne ; Smyrne et
Constantinople, la Syrie et l'Égypte.

Il n'y a jamais plus de matières animales en putréfaction qu'à la fin des épidémies, où les cadavres sont inhumés à fleur de terre, où l'infection
est à peu près générale ; c'est alors précisément
que la peste cesse.

Voici un fait immense et concluant :

En 1841, une épizootie sur l'espèce bovine fit
périr en Égypte environ 700,000 bêtes. Les cadavres de ces animaux sont laissés sur le sol,
d'autres jetés dans le Nil qui les emporte jusqu'à
ses embouchures à Damiette et à Rosette. Entraînés

par le courant d'une part, de l'autre repoussés par les flots de la mer, ils gisent sur le rivage, s'y putréfient et exhalent à huit ou dix lieues à la ronde une odeur infecte. Et tout cela ne peut développer la peste dans la localité !...

Si les causes d'insalubrité, qui sont permanentes en Égypte, suffisaient pour produire la maladie, elle devrait y régner toutes les années, comme cela a lieu pour les fièvres intermittentes dans les contrées paludéennes.

Si quelques lieux sont épargnés pendant une épidémie, on ne peut l'attribuer aux conditions plus ou moins salubres qu'ils présentent, puisque l'on voit quelquefois que ceux qui sont dans les meilleures conditions sont frappés, tandis que les moins sains sont épargnés.

Les dénominations inexactes données aux maladies ont souvent induit en erreur sur leurs véritables causes et sur leur nature. Ainsi tant qu'on a conservé à la peste son nom antique, ce nom, n'impliquant rien par lui-même, lui assurait une place à part dans le cadre nosologique. Le nom moderne de *typhus d'Orient* qu'on a voulu lui donner l'a fait classer parmi les affections typhoïdes, et dès lors on lui a attribué la même origine qu'à cette affection, et l'on a consacré par là une erreur fondamentale.

La peste, pas plus que le choléra et la fièvre jaune, n'est produite par des causes d'infection ; elle ne saurait par conséquent être assimilée à un typhus. Le typhus ne prend jamais le caractère

épidémique ; il est toujours l'effet de causes d'insalubrité plus ou moins appréciables ; il se cir-
conscrit dans une localité, dans les camps, les
villes assiégées, les prisons, les hôpitaux, les navires ; en un mot, là ou il y a agglomération d'individus. Il chemine quelquefois avec les malades,
mais il ne s'étend jamais au loin, ou ne sort pas
des foyers d'infection. De ce que le typhus atteint
un grand nombre d'individus, on ne peut pas dire
qu'il constitue une épidémie, pas plus qu'un grand
nombre de blessés après une bataille ne constitue
une épidémie de blessures. Le typhus pourrait être
produit à volonté, et je défie qu'on puisse développer à volonté aucune maladie épidémique. Enfin, le typhus est incontestablement transmissible
par infection.

Le typhus proprement dit règne dans l'Orient,
dans l'Inde et aux Antilles, et ne prend jamais le
caractère de peste , de choléra , ni de fièvre jaune ;
en conséquence, ces maladies ne peuvent pas être
rationnellement confondues avec le typhus. Ces trois
maladies que je prends pour type sont des affections incontestablement épidémiques ; mais il s'agit
de s'entendre sur la valeur de ce mot, afin d'éviter
la confusion à laquelle il a donné lieu.

Il me paraît important d'envisager les épidémies
d'une manière philosophique et de ne donner ce
nom, comme le père de la médecine , qu'aux affections qui tiennent à des causes générales, à des
phénomènes célestes , dont la science ne peut pas
plus rendre compte aujourd'hui que dans l'antiquité.

Il importe de ne point confondre les maladies épidémiques avec celles qui sont endémiques, parce que celles-ci sont dues à des conditions de localités, comme le goître, l'ophthalmie, la lèpre, l'éléphantiasis, le crétinisme, etc., etc., qui ne prennent jamais le caractère épidémique, et d'établir une distinction tranchée entre les affections qui tiennent à des causes d'insalubrité restreintes, appréciables, le typhus, les fièvres de marais, etc., et les maladies épidémiques et endémiques.

Ce point établi, je considère comme une erreur grave d'admettre que la peste soit une affection typhoïde, et je crois l'avoir démontré en prouvant que le typhus n'est jamais épidémique.

Je soutiens que la peste tient exclusivement à des causes météorologiques comme le choléra, la fièvre jaune, la grippe, la rougeole, la suette, etc., etc., et que les causes d'insalubrité quelconques n'ont aucune influence sur son développement.

Peut-on détruire la peste en Orient?

La quatrième conclusion du rapport pose la question en ces termes :

« L'absence dans l'ancienne Égypte de toute épi-
» démie pestilentielle pendant le long espace de
» temps qu'une administration éclairée et vigilante
» et une bonne police sanitaire ont lutté victorieu-
» sement contre les causes productrices de la peste
» justifie l'espérance que l'emploi des mêmes
» moyens serait suivi des mêmes résultats. »

Cette quatrième proposition, qui est une déduction de la précédente, est tout aussi inadmissible.
Il est inexact de dire que la peste n'a pas existé en
Égypte dans l'antiquité : on ne peut assigner aucune date à son origine. Le fléau dont parlent Moïse,
Thucydide et la plupart des historiens de l'antiquité
est la même maladie qui règne aujourd'hui en
Orient, et l'opinion de quelques écrivains modernes
qui placent sa première apparition au vi^e siècle
de l'ère chrétienne n'est qu'une hypothèse ; elle
a contre elle l'immutabilité des conditions physi-
ques et morales sous l'influence desquelles la maladie éclate et se développe encore de nos jours.

Je n'admets point que la disparition de la peste
au moyen âge soit due aux progrès de la civilisation, qui a amené le défrichement des terres, le
desséchement des marais, l'amélioration du sort
des peuples.

Rien ne nous assure que, comme le choléra et la
fièvre jaune, la peste n'apparaîtra pas de nouveau
en Europe ; quoi qu'on fasse, ces maladies conti-
nueront à se manifester, comme par le passé, en
Orient et dans les Antilles.

Cette réponse s'applique aussi à la sixième conclusion du discours du docteur Londe, ainsi conçue :
« Les seuls moyens préservatifs qu'on puisse em-
» ployer contre la peste consistent à assainir les
» lieux où elle prend naissance, et à soulager la mi-
» sère des individus qui les habitent. Ces moyens
» ont toujours arrêté la peste, quelque multipliés
» qu'aient été les contacts. »

Si cet excellent esprit erre dans cette conclusion, c'est qu'il a envisagé la peste au point de vue
des affections typhoïdes.

On se ferait une étrange illusion si, se fondant
sur ce que la Turquie et l'Égypte sont exemptes
depuis neuf ans d'épidémies de peste, on pensait
que les mesures hygiéniques et les précautions
quarantenaires qu'on y a prises dans ces derniers
temps sont capables d'empêcher le développement
de nouvelles épidémies (1). Combien de fois n'a-
t-on pas vu, avant que ces mesures fussent adop-
tées, s'écouler des intervalles de huit, dix et onze
ans entre deux épidémies! J'établis au contraire
sur l'expérience des siècles qu'elles ne retarde-
ront ni d'un jour, ni d'une minute, l'apparition de
la maladie, et je soutiens avec autant de conviction que de douleur, que la peste sera toujours le
fléau de l'Orient, comme le choléra est le fléau
des Indes, et la fièvre jaune celui des Antilles. Dieu
veuille que ceux qui se bercent de vaines espé-
rances ne reçoivent pas trop tôt un cruel démenti!

(1) Tout en admettant ce principe, il faut reconnaître cependant
que les gouvernements de Turquie et d'Égypte ont rendu des services réels par l'introduction de mesures hygiéniques; car tout ce
qui se fait pour l'assainissement d'un pays ne peut qu'éloigner les
causes de beaucoup de maladies, et par là même atténuer les effets
des épidémies pestilentielles.

§ II. — Contagion et non-contagion.

C'est là le point capital de la question de la peste, celui en vue duquel sont établies toutes les institutions quarantenaires, et dont il faut particulièrement s'occuper.

Il me paraît nécessaire d'abord de bien déterminer ce que l'on doit entendre par le mot «contagion.» La plus simple, la plus nette des définitions me paraît être celle-ci : « Transmissibilité d'une affec-
» tion morbide d'un individu malade à un indi-
» vidu sain, par l'intermédiaire d'un contact mé-
» diat et au moyen d'un agent matériel ou miasma-
» tique. »

Les maladies contagieuses se divisent donc en deux classes : l'une comprenant les maladies virulentes, l'autre les maladies miasmatiques. Parmi les premières viennent se ranger la variole, la vaccine, la syphilis, la gale, et peut-être aussi la rougeole et la scarlatine, qui ont pour caractère commun de présenter une éruption qui pourrait bien contenir un principe virulent, mais sur lequel on n'a pas fait encore d'expériences concluantes; dans les secondes, les affections typhoïdes désignées par les noms divers de fièvres des camps, malignes, adynamiques, ataxiques, pétéchiales. Il faut y comprendre aussi les fièvres intermittentes, paludéennes, qui sont produites évidemment par les exhalaisons des marais.

Il s'agit maintenant d'examiner si la peste peut

être placée dans l'une de ces deux catégories. Voyons d'abord si elle peut appartenir à la première. Je ne le pense pas, car les maladies de ce genre ont pour caractère essentiel des éruptions, des pustules contenant un germe, un virus visible, saisissable, que l'on peut inoculer ou transmettre par le contact. La peste, au contraire, ne présente ni pustules, ni éruptions, car on ne peut considérer comme telles ni les bubons, ni les charbons, ni les pétéchies. Les bubons sont des engorgements glandulaires. Ces tumeurs, d'ailleurs, ne se montrent pas toujours, et quand elles passent à l'état de suppuration, le pus est semblable à celui d'une tumeur phlegmoneuse ordinaire, et inapte à communiquer la maladie par l'inoculation, ainsi que l'ont prouvé les expériences faites en 1835.

Le charbon ne se présente pas toujours dans la peste; nous avons eu occasion de constater qu'il ne se développe que chez un tiers environ des pestiférés. On ne peut donc pas le considérer comme constituant un caractère essentiel de la maladie, comme les pustules dans la variole, par exemple. D'un autre côté, l'inoculation de la sanie qui le recouvre ne produit jamais une affection analogue. Je renvoie encore aux expériences qui ont été faites en 1835.

Les pétéchies, improprement appelées des éruptions, ne sont que des extravasations sanguines qui ne se produisent pas à la peau seulement, mais encore dans différents autres organes. Elles sont un phénomène commun à plusieurs autres maladies, et non spécial à la peste.

La généralité des contagionistes croit à la contagion virulente, et la législation sanitaire est fondée sur ce principe. C'est un être mystérieux dont on admet l'existence sans le voir et sans le comprendre, auquel on prête des effets terribles et des prédilections pour telle et telle substance ; une plume, un poil, un fil, peuvent en recéler assez pour répandre la peste dans un empire; il peut se conserver intact pendant des siècles.

Ils citent, à l'appui de leur opinion, de prétendus faits où la peste aurait pénétré en Europe par de pareils moyens, et toujours par des infractions aux quarantaines.

En assimilant la peste au typhus et aux fièvres de mauvais caractère qui sont miasmatiques, on pourrait comprendre, à la rigueur, qu'elle se transmît de la même manière. Eh bien, c'est précisément ce mode de contagion qui n'est pas reconnu par les règlements quarantenaires et par les contagionistes; si bien que d'après ces derniers, on peut rester en toute sûreté à quelques pouces des pestiférés. Il suffit de l'intermédiaire d'une feuille de tabac placée sur le bras du malade pour que le médecin puisse impunément tâter le pouls. Cette opinion n'a jamais varié depuis Fracastor jusqu'à nos jours.

Le rapport de l'Académie est tout en faveur de la contagion miasmatique; voici en quels termes il s'exprime :

« 15° La peste est transmissible dans les foyers
» épidémiques par les miasmes qu'exhalent les pes-
» tiférés.

» 16° Il est incontestable que la peste est trans-
» missible hors des foyers épidémiques, soit sur
» des navires en mer, soit dans les lazarets
» d'Europe.

» 22° La peste peut se transmettre hors des
» foyers épidémiques par infection miasmatique,
» c'est-à-dire par l'air chargé de miasmes pesti-
» lentiels.

» 23° La peste est plus ou moins transmissible,
» suivant qu'elle est dans sa première, sa seconde
» ou sa troisième période ; suivant enfin les disposi-
» tions organiques des individus soumis à l'action
» des miasmes pestilentiels.

» 24° Les pestiférés, en viciant l'air des localités
» dans lesquelles ils sont renfermés, peuvent créer
» des foyers d'infection pestilentielle qui trans-
» mettent la maladie.

» 26° Les foyers d'infection pestilentielle peuvent
» persister après l'enlèvement des pestiférés.

» 27° Les foyers d'infection, une fois formés à
» bord d'un navire par la présence d'un ou de plu-
» sieurs pestiférés, peuvent être transportés même
» à de grandes distances. On les a vus trop souvent
» acquérir une intensité redoutable sur des bâti-
» ments encombrés de troupes ou de pèlerins.

» 28° Les foyers mobiles ne peuvent devenir la
» cause de foyers secondaires, et, par suite, d'une
» grande propagation de la maladie, que s'ils ren-

» contrent dans les foyers où ils sont transportés les
» conditions nécessaires au développement de la
» peste. »

En lisant ces conclusions, on dirait que le rapporteur a copié textuellement ce qui a été écrit
sur le typhus, ce qui en effet est vrai pour cette
affection, qu'il en a fait l'application de toutes
pièces à la peste, comme il l'aurait fait pour la
fièvre jaune et le choléra, s'il avait eu à s'en occuper.

Ces conclusions tombent d'elles-mêmes devant
les preuves que j'ai données dans le paragraphe 1er,
que la peste n'était point produite par des causes
d'insalubrité.

D'après ce qui précède, on ne peut donc admettre
ni la contagion virulente, ni la contagion miasmatique.

L'impossibilité d'expliquer la propagation de la
peste par le virus et par l'infection a fait renouveler la singulière théorie des animalcules, par laquelle on considère comme agent de l'infection des
êtres microscopiques qui n'ont jamais été vus par
personne. Une pareille idée, de nos jours, doit être
reléguée au rang des rêveries du P. Kircher.

Ne pouvant démontrer l'existence des animalcules, on a encore supposé que le principe de la
peste était un gaz, un germe tout aussi invisible.

Avant de passer aux faits qui sont allégués
comme preuve, disons cependant qu'il est des maladies incontestablement transmissibles par virus,
qui prennent le caractère épidémique, comme la
petite vérole, que l'on prétend pouvoir se commu-

niquer aussi par infection miasmatique ou par contact médiat. Mais les exemples que l'on a rapportés à cet égard ne peuvent-ils pas être attribués aussi à l'influence épidémique, et n'être que des coïncidences, comme je suis porté à le penser. En émettant ce doute, on comprendra toute ma réserve à affirmer ou à nier ce dont je ne suis pas parfaitement sûr.

Après avoir discuté la question scientifiquement, apprécions la valeur des arguments et des faits allégués par les contagionistes. Les principaux sont les suivants :

« *Toutes les fois que la peste a éclaté en Europe, elle y a été importée d'Orient.* »

La peste a paru en Europe quand il n'existait aucune communication avec le Levant. Aux époques de la plus grande activité commerciale avec cette contrée, l'Occident en a été exempt pendant plusieurs siècles, alors qu'il n'y avait ni cordons ni lazarets. L'invasion des Arabes en Espagne, au viii⁰ siècle, n'y apporta point la peste ; quatre siècles s'écoulèrent entre celle de Florence et celle qui parut en 1348. Pendant les trois cents ans environ qu'ont duré les croisades, jamais, à coup sûr, nos communications avec les peuples d'Orient ne furent plus fréquentes ni plus immédiates ; et cependant, durant cette longue période, la peste ne fut pas introduite en Europe. Dans la dernière croisade, en 1270, l'armée de Louis IX est ravagée par la peste ; le saint roi en meurt à Tunis : tous les croisés, français, anglais, allemands, italiens, rentrent dans leurs pays et n'apportent pas le fléau.

La peste de Marseille fut, dit-on, importée en
1720 par le navire du capitaine Chateau, arrivé
des côtes de la Syrie. Or cette importation n'est
point prouvée; elle est même démentie par une
lettre d'un médecin de cette époque, imprimée en
1721, c'est-à-dire une année seulement après la
peste, quand les faits passés pouvaient encore être
démentis, s'ils eussent été inexacts. Cette lettre est
de Déidier, professeur à la Faculté de Montpellier,
et envoyé à Marseille par ordre du roi. Elle est ac-
compagnée d'un certificat des docteurs Robert et
Rimbaud, témoins du fait rapporté par l'auteur.

« Le navire du capitaine Chateau, soupçonné
d'avoir apporté la peste de Saïda, n'arriva à Marseille que le 15 mai 1720. Cependant mademoiselle
Augier mourut de la peste dans cette ville du 19
au 20 avril. Du 3 au 4 mai, mademoiselle Cour-
taud, femme d'un négociant, eut un charbon pestilentiel. Le 20 dudit mois de mai, une femme
nommée Rose, demeurant rue Fevra, quartier
Saint-Jean, eut la peste avec bubon au pli de l'aine
droite. Quoique le navire du capitaine Chateau fût
arrivé le 15 mai, il est constant que toutes les marchandises furent envoyées en quarantaine, et
qu'aucun des passagers du vaisseau ne fut admis
dans la ville que le 14 juin. Cependant, dans la
nuit du 1er au 2 dudit mois, mademoiselle Cauvin
mourut de la peste. Gaspard André, maître d'école,
grammairien, demeurant dans la rue du Pra, eut
un bubon pestilentiel.

» Ce sont là certainement toutes les véritables
marques de la peste de Marseille que nous avons
vue dans toute la ville, et que nous voyons tous
les jours dans l'hôpital du Jeu-de-Mail. »

« *Chaque fois que la peste a paru en Occident,*
elle régnait en même temps dans quelque province
orientale. »

M. Ségur du Peyron a établi ce fait sur les données recueillies dans les différents lazarets, et par
le moyen de la correspondance consulaire. Je ne
saurais le contester en tant que fait, mais je n'en
tire point les conséquences que M. Ségur du Peyron
en a déduites.

S'il est vrai que la peste soit une affection épidémique, c'est-à-dire une affection se développant
sous une influence cosmique, on conçoit que les
grandes causes qui ont donné naissance à la maladie
ne doivent pas seulement se borner à une localité,
à une ville, à une province, mais qu'elles doivent
être générales, comme les conditions au milieu
desquelles elles se sont développées. C'est ainsi que
les choses se sont passées pour le choléra, c'est
ainsi qu'elles se produisent pour toutes les épidémies
qui sont dues à des conditions météorologiques.

Les lazarets ont-ils arrêté les envahissements de la peste?

Les lazarets, comme le prétendent les contagionistes, et comme cela devrait avoir lieu si la peste
était une maladie contagieuse, ont-ils mis obstacle
aux envahissements de la peste?

Pour résoudre cette question, il suffit de jeter

5

un coup d'œil sur l'histoire générale des pestes ; on verra combien sont peu fondées les assertions des contagionistes, et combien ont été inefficaces ces barrières qu'on a prétendu opposer au fléau pour l'arrêter dans ses débordements.

La fondation des lazarets date du xive siècle, et c'est à peu près vers la même époque que furent institués la plupart de nos établissements sanitaires en Europe. Cependant, malgré les lazarets, la peste n'en reparut pas moins en Europe. Venise compta quatorze invasions dans le xive siècle, onze dans le xve, cinq dans le xvie et une dans le xviie. L'Allemagne en compte douze dans le xvie siècle. A Marseille, où l'époque réelle de la fondation du lazaret remonte à l'année 1383, le fléau se montra en 1505, 1506, 1507, 1527, 1530, 1547, 1557, 1558, 1580, 1586, 1587, 1630, 1649 et 1650, époque où le mal cessa de paraître pendant soixante-dix ans, c'est-à-dire jusqu'en 1720 : ce qui fait quatorze pestes en cent soixante-deux ans. Il est à remarquer qu'il ne s'agit pas de cas de pestes confinés dans le lazaret, mais bien de vastes épidémies.

« A Gênes, non plus qu'à Marseille, dit M. de Ségur, les lazarets ne parvinrent pas toujours à préserver la santé publique : ils avaient eu ce résultat dans la première de ces deux villes en 1629, quand toute l'Italie était envahie ; mais en 1656 la peste pénétra dans la ville et y fit des ravages tellement terribles, que l'on ne pouvait plus enterrer les morts : on les brûlait. »

D'ailleurs, ce n'est pas seulement à quelques

villes, à quelques provinces que la maladie s'est limitée depuis l'institution des lazarets. Dans le xvᵉ siècle, la peste visita une partie de l'Italie, des îles de la Méditerranée, de l'Allemagne, de la Suisse, de la France, de l'Espagne, du Portugal, de la Russie, de l'Angleterre. Dans le xvıᵉ siècle, la maladie fut encore plus générale, et pendant tout le cours de ce siècle, dit J. Frank, on chercherait en vain une année et une localité épargnées par le fléau. Au xvııᵉ, dit le même auteur, la peste ne diminua ni d'étendue, ni de violence. Les principales villes qu'elle ravagea furent Lyon, Montpellier et Digne; Milan, Venise, Vérone, Florence, Naples, Rome, Gênes, Londres, Nimègue, etc. Enfin, dans les premières années du xvıııᵉ siècle, la maladie dévasta Marseille, Aix, Toulon, Messine, etc., etc.

Qui oserait attribuer ces épidémies à des violations de quarantaines, des fraudes, des contrebandes? On ne peut invoquer, dans toutes les localités où la peste a paru, la violation des lois, l'incurie des administrateurs. Ne suffit-il pas, dit le docteur Londe, de faire observer que dans les trois siècles qui précèdent l'établissement des lazarets, on compte cent cinq épidémies de peste, et que dans les trois siècles qui suivent cet établissement, on en compte cent quarante-trois.

On ne peut pas en accuser sans doute les institutions sanitaires, mais cela prouve au moins qu'elles ont toujours été inpuissantes à préserver des épidémies. On ne peut se rendre compte de cette

singularité, qu'en disant que la peste apparaissait
alors en Europe, comme le choléra la visite aujour-
d'hui, sans que nous sachions pourquoi, ni comment : elle se jouait alors des barrières qu'on lui
opposait, comme le choléra se joue des cordons et
des quarantaines.

Depuis plus d'un siècle, disent les contagionistes, la peste n'a point paru à Gênes, à Venise, à
Florence, à Marseille, ni dans nos villes où les institutions sanitaires sont rigides et bien établies.
Cependant la maladie s'est déclarée, il n'y a pas si
longtemps, à Odessa, à Bucharest, à Malte, en
Grèce (1813), à Ostrowa, à Noïa (1814), localités
qui sont toutes protégées par des lazarets, et qui
devraient être à l'abri du fléau. Ainsi, on voit que
les lazarets n'ont point eu les résultats qu'ils auraient dû avoir, si la peste était réellement contagieuse. Si elle était telle que le supposent les contagionistes, ce ne serait pas, il est vrai, les lazarets
qui en auraient préservé; les infractions qui s'y
commettent journellement l'auraient introduite
bien souvent. Ces infractions, du reste, sont impos-
sibles à empêcher; elles commencent dès l'instant
que le bâtiment arrive, et se continuent d'une manière incessante pendant toute la durée de la quarantaine. J'en appelle à tous ceux qui ont passé par
les lazarets !

Maintenant examinons cette seconde assertion
des contagionistes : savoir, si la peste est toujours
limitée aux lazarets quand les mesures sanitaires
ont été rigoureusement exécutées.

Il est vrai que souvent, depuis que la peste n'a plus régné épidémiquement chez nous, nos lazarets n'en ont pas moins vu, de temps à autre, quelques cas de peste fournis par les navires de commerce venus des contrées pestiférées. Dans de rares circonstances, dit-on, — ce qui n'est pas prouvé à mes yeux,— la maladie se serait même communiquée à deux ou trois personnes, sans que jamais elle se soit propagée hors du lazaret. Mais doit-on conclure de ces faits que ce sont les établissements sanitaires qui ont empêché la maladie de croître et de se développer? Faut-il en arguer qu'un cas de peste importé, s'il n'était confiné dans un lazaret, serait, comme on le dit, *une étincelle susceptible d'embraser l'univers?* Pense-t-on, en un mot, que quelques pestiférés, transportés loin des localités où ils ont contracté la maladie, soient susceptibles de donner naissance, dans d'autres lieux, à une épidémie? Je le nie : et j'invoque ici l'autorité du raisonnement et des faits.

Pour qu'une épidémie se développe, cela suppose nécessairement l'existence de certaines conditions indispensables; or quelques cas de peste dans une localité ne feront point naître ces conditions sur lesquelles ils n'ont aucune influence. En supposant que les malades communiquent sans entraves avec tout le monde, ils n'occasionneront point une maladie générale; seulement, si tant est que la peste puisse se transmettre quelquefois, ce que je suis loin d'admettre, ils pourraient communiquer leur mal à quelques individus; mais celui-ci s'éteindrait bientôt, car il manquerait des éléments nécessaires à sa propagation.

Dans la variole, la rougeole, la scarlatine, etc. , et dans les maladies contagieuses épidémiques, les choses se passent ainsi. Quand une de ces affections se développe largement, quand elle sévit dans une contrée, une localité quelle qu'elle soit, ce n'est jamais par contagion qu'elle s'est propagée, car la maladie a paru sur plusieurs points à la fois, indépendamment des cas sporadiques qui pourraient exister, et certainement on ne peut pas expliquer sa propagation par le contact. Dès que les causes épidémiques qui lui ont donné naissance se dissipent, la maladie cesse avec elles; et quand elle se propage par contagion, cette contagion se borne à quelques cas très rares qui ne tardent pas eux-mêmes à s'éteindre sans en occasionner de nouveaux.

Je crois donc qu'on peut établir comme loi les aphorismes suivants :

Les épidémies ou constitutions morbides sont toujours l'effet de conditions cosmiques.

Même les maladies épidémiques de nature essentiellement contagieuse ne se propagent jamais par voie de transmission.

Des malades isolés, atteints de maladies contagieuses, virulentes ou miasmatiques, sont absolument impuissants à produire des épidémies.

L'essentialité, la spécialité des épidémies, sont produites par des états, des changements météorologiques inconnus, invisibles, insaisissables.

Or, en supposant que la peste soit une maladie

contagieuse, comme elle offre aussi le caractère des épidémies, elle doit, comme les affections contagieuses épidémiques, se développer sous les mêmes conditions. L'existence de quelques cas isolés dans les lazarets, qui ne se sont point propagés au dehors, ne prouvent pas que ce soient les lazarets qui aient arrêté le développement de la maladie et qui aient empêché ses ravages. En l'absence de lazarets, les choses se seraient passées de la même manière ; car les mesures mêmes employées dans les établissements sanitaires, les infractions et les abus qui s'y commettent, l'activité de la contrebande impossible à empêcher entièrement, auraient dans tous les temps propagé au loin la maladie, si celle-ci eût été telle que l'ont prétendu les contagionistes.

Enfin, une période de plus d'un siècle qui s'est écoulée depuis que la peste n'a point paru à Marseille, à Venise ou à Gênes, ne prouve rien en faveur de l'efficacité des lazarets, car nous avons vu que lorsque aucune mesure n'était prise, que des intervalles de trois à quatre siècles se sont écoulés sans qu'on ait vu cette maladie envahir l'Europe. Le choléra aussi n'avait point paru en Occident depuis des siècles ; mais quand il a rencontré le jour et le temps qu'il fallait pour parcourir des régions autres que celles de l'Asie, il a tout franchi. Il n'y a plus eu de précautions rationnelles, et encore furent-elles moins efficaces que les soins de l'hygiène générale et particulière ; il n'y a plus eu de cordons sanitaires ou de quarantaines capables de l'arrêter, et l'on sait que sans intermédiaire et tout d'un coup il passa de Londres à Paris. De même il en sera pour la peste quand les causes qui lui donnent naissance se trouveront réunies hors des lieux où elles résident habituellement. Alors le fléau reparaîtra parmi nous, les lazarets ne pourront le concentrer dans leurs murs, les cordons ne sauront en arrêter le développement.

L'isolement et la séquestration préservent-ils de la peste ?

Si la peste était contagieuse et uniquement contagieuse, comme le prétendent certaines personnes, l'isolement et les quarantaines devraient toujours en préserver. Or je vais montrer que cette immunité par l'isolement est excessivement rare, et que quand elle a lieu, cela ne prouve rien en faveur de la contagion.

L'isolement ne met point à l'abri de la peste. Je pourrais rappeler ici non seulement l'exemple des principaux établissements, des écoles, des casernes d'Alexandrie, du Caire et d'autres villes, que la quarantaine n'a point préservés, mais je pourrais citer encore un grand nombre de faits particuliers. Je me bornerai à en mentionner quelques uns des plus généraux.

En 1824, l'épidémie fut presque aussi meurtrière qu'en 1834 ; au Caire seulement il mourut plus de 30,000 individus. Les communications restèrent entièrement libres avec Alexandrie, où il n'y eut que deux ou trois accidents.

La peste avait régné en Morée pendant les années 1826, 1827 et 1828, parmi les troupes égyp-
tiennes.

L'armée rentra en Égypte dans le mois de
septembre 1828. Les vêtements des soldats morts
pendant la campagne, tant de la peste que des
autres maladies, furent apportés à Alexandrie, et
déposés dans les magasins d'une caserne qui sert
aujourd'hui d'hôpital. Ces objets restèrent entassés
dans les magasins jusqu'en 1831. A cette époque,
ce local ayant été destiné aux militaires malades,
les médecins de l'établissement engagèrent les autorités à faire prendre des précautions pour la
sortie desdits effets, qu'ils considéraient comme
imprégnés de miasmes pestilentiels, et à les brûler,
d'autant plus que ce n'était que des haillons de
peu de valeur. Le gardien turc, qui n'éprouvait pas
les mêmes craintes que MM. les docteurs, fit sortir
les effets sans précaution, et les mit en vente dans
les bazars d'Alexandrie. Alors les contagionistes en
émoi prétendirent que l'on vendait la peste à belles
livres et prédirent qu'une épidémie était devenue
inévitable. Cependant, à leur grand étonnement,
la peste ne se manifesta pas.

En 1834, la peste existait à Alexandrie, bien avant
de se montrer au Caire. Mansourah et Damiette
n'en ont été affectées que huit mois après Alexandrie, sans que les rapports journaliers entre ces
divers points souffrissent la moindre interruption.

Quelquefois la peste a sévi dans le faubourg de
Boulak, et n'a pas pénétré dans la cité; souvent

elle s'est limitée à un quartier et n'a attaqué que quelques maisons.

Comment expliquer la présence de ce fléau dans un village, tandis qu'un autre village limitrophe en est exempt, malgré les relations journalières de leurs habitants ?

J'ai vu des femmes atteintes de peste allaitant leurs enfants jusqu'au moment de la mort, sans leur communiquer le mal dont elles étaient attaquées.

Combien d'enfants à la mamelle sont morts de la peste dans les bras de leurs mères sans la leur donner !

L'hôpital de l'Esbekyéh, au Caire, fut exclusivement consacré pendant l'épidémie au traitement des pestiférés, et l'on y reçut près de 3,000 malades. Quand ce fléau se fut éteint, l'hôpital, qui était destiné aux militaires de la garnison, dut reprendre sa première destination, et le conseil de santé demanda que la paille des lits fût changée, que tout le linge fût lavé, enfin que le local fût désinfecté avec le plus grand soin. Toutefois, par des circonstances indépendantes de la volonté du conseil de santé, par l'incurie d'agents subalternes turcs, ses ordres ne furent point exécutés, et rien de ce qui avait été ordonné ne fut fait. Les autres malades entrèrent à l'hôpital, alors qu'il y avait encore quelques convalescents de la peste ; on les coucha sur les mêmes lits , on leur donna des couvertures de laine qui n'avaient point été désinfectées, qui n'avaient pas même été ventilées depuis que les pestiférés s'en étaient servis.

Eh bien! plus de huit cents de ces couvertures encore imprégnées et saturées pour ainsi dire des émanations des malades, et une foule d'autres objets qui avaient été à l'usage de tout le monde, rien de tout cela ne put donner la peste à un seul individu.

Mes collègues et moi, nous avons fait toutes les expériences que Savarési exigeait pour légitimer l'opinion que je soutiens. Pendant cinq mois qu'a duré l'épidémie de 1835, MM. Gaetani-Bey, Lachèze, Bulard et moi, au Caire ; Duvigneau, Seisson, Perron, Fischer, à Abouzabel ; Rigaud, Aubert, à Alexandrie, etc., etc., avons visité les pestiférés dans les hôpitaux et les maisons particulières ; aucun de nous n'a pris la moindre mesure prophylactique.

Nous nous trouvions dans le contact le plus immédiat avec les malades, et dans toutes les périodes du mal nous avons reçu sur nos habits, sur les mains, les matières des vomissements, le sang des saignées, le pus des milliers de bubons que nous avons ouverts, la sérosité des charbons.

Nous avons porté nos secours aux habitants des quartiers les plus misérables et les plus maltraités par la maladie ; nous sommes entrés dans la cahutte des pauvres, nous nous sommes assis sur leurs nattes, sur leurs haillons, et toujours impunément.

Plus de cent autopsies ont été faites, et nous avons passé des heures entières à rechercher dans les cadavres de ceux qui venaient d'expirer les altérations pathologiques dont on s'était si peu occupé avant nous.

Enfin, des expériences ont été tentées sur des condamnés et sur nous-mêmes! M. Bulard a fait enlever la chemise à un pestiféré, l'a revêtue immédiatement et l'a gardée pendant quarante-huit heures. Je me suis moi-même inoculé à deux reprises le sang d'un pestiféré et le pus d'un bubon.

Ce que nous avons fait, toute la population égyptienne est là pour en témoigner.

En 1836, la peste était à Alexandrie depuis six mois, au Caire depuis quatre. Mansourah, Damiette, etc., en étaient exemptes, bien qu'elles reçussent chaque jour une masse d'individus qui provenaient des villes infectées.

Une observation identique a été faite à l'époque de la peste de 1720. Les villes d'Aix, de Toulon n'en furent point atteintes durant cette année. Ce ne fut qu'en 1721 que le fléau apparut sur ces derniers points, et, chose remarquable, la peste ne se répandit pas dans le reste de la France.

En 1836, il y eut à l'hôpital central du Caire des centaines d'individus atteints de la peste : ils ont été traités par le médecin en chef, et deux médecins-majors chargés chacun d'une division. On ne prit pour ces malades d'autre précaution que de les mettre dans une salle à part ; les domestiques qui les servaient communiquaient avec toutes les personnes de l'établissement, le linge a été lavé en commun, et aucun cas de contagion ne s'en est suivi.

Dans la petite colonie d'Abouzabel, où se sont présentés de nombreux accidents, les médecins qui visitaient les malades n'ont pas discontinué leurs rapports les plus intimes avec leurs familles ni avec les employés de l'établissement, et rien de fâcheux n'en est résulté.

La peste éclate encore en Égypte en 1836, en 1841, 1842 et 1843. Le peu de violence de ces épidémies, dans lesquelles les malades étaient en moins grand nombre que dans les précédentes, bien que la maladie conservât tous ses caractères habituels, n'ayant pas jeté une aussi grande perturbation dans le pays et autant d'épouvante parmi les Européens, les médecins ayant par conséquent plus de loisirs, purent apporter cette fois un très grand soin dans l'étude de la maladie. Il leur fut aussi plus facile de distinguer ce qu'on pouvait attribuer à la transmission ou à l'influence de l'épidémie. Il s'est produit à cet égard les choses les plus singulières : il y a eu plus de personnes atteintes parmi celles qui s'étaient mises en quarantaine que parmi celles qui étaient en libre pratique. Je suis loin d'admettre cependant que si la quarantaine ne préserve pas de la peste, elle puisse contribuer à son développement. Cette remarque, faite par le vulgaire comme par les médecins, a puissamment affaibli la croyance à la contagion. Aussi a-t-on vu en 1842 et 1843 beaucoup moins d'Européens se séquestrer qu'en 1841 et 1835.

La Russie, qui entretient plus que toute autre puissance des rapports avec la Turquie, et qui, par conséquent, a un grand intérêt à débarrasser son commerce des entraves de la quarantaine, envoya en Égypte, au mois de février 1843, une commission composée de deux médecins, MM. Uraticheo et Ichernikoff, et d'un administrateur, M. Ouaranetz. Le vice-roi, sur la demande du consul général de Russie, leur permit de faire des expériences, et chargea Gaetani-Bey et moi, de concert avec le conseil de santé, de les aider par tous les moyens en notre pouvoir, et de suivre leurs travaux.

Les expériences se firent dans le grand hôpital de Kasr-el-Aïn. Les circonstances étaient des plus favorables ; la maladie, peu violente, permettait de distinguer ce qui était produit par l'influence épidémique de ce qu'on pourrait attribuer à *l'agent pestilentiel contenu dans les hardes soumises à la désinfection.*

Des effets aussi *contaminés* que possible, pour me servir du langage reçu, consistant en chemises, caleçons, gilets, draps de lits, couvertures de laine, pris sur des pestiférés dont la maladie était bien caractérisée, furent mis dans une étuve à une chaleur de 50 à 60 degrés Réaumur pendant quarante-huit heures, les uns étendus sur des cordes, d'autres agglomérés en paquets, d'autres contenus dans des boîtes de fer-blanc hermétiquement fermées ; on les fit ensuite revêtir sur la peau pendant quinze jours à des individus qui avaient été préalablement soumis à une quarantaine d'observation.

Ces expériences ont été faites avec la plus scru-

puleuse exactitude, en présence des membres du
conseil-général de santé et de plusieurs autres médecins. Leur authenticité est constatée par des
procès-verbaux, rien ne peut être objecté contre
leur valeur. Tous les individus qui y ont été soumis
étaient sains ; aucun d'eux n'avait ni plaies ni cau-
tères, ce qui est considéré comme un préservatif
par les Orientaux ; aucun n'avait été antérieure-
ment atteint de la peste, ce qui, aux yeux de beaucoup de gens, est une chance de moins de la contracter ; ils étaient d'âge, de constitution, de
tempérament et de pays différents : il y avait des
indigènes, des Nubiens, des Syriens et des Turcs.
Ils étaient en trop grand nombre, enfin, pour qu'il
fût possible d'alléguer une sorte d'inaptitude ou d'immunité qu'il eût fallu supposer chez chacun d'eux.

Ces expériences ont eu, au point de vue du but
que s'était proposé la commission, tous les résultats désirables, c'est-à-dire qu'elles n'ont donné la
peste à aucune des personnes qui les ont subies.
Mais en même temps a eu lieu une contre-épreuve
bien autrement significative. Quarante-neuf personnes, chirurgiens, élèves, infirmiers, ont soi-
gné les pestiférés, ouvert leurs bubons, touché
leurs effets, couché dans les chambres où étaient
isolés les malades, transporté sans précautions dans
l'étuve les hardes des pestiférés. Aucun de ces
individus n'a contracté la maladie.

Que peut-on objecter contre un pareil fait? Allé-
guera-t-on aussi pour ces quarante-neuf compromis
l'inaptitude?

Pour pousser le principe jusque dans ses dernières conséquences, je dis que si quelqu'une des
personnes soumises aux expériences, ou de celles
qui ont subi le contact avant la désinfection, avait
eu la peste, cela ne prouverait pas d'une manière
absolue en faveur de la contagion ; car vivant toutes
sous la constitution épidémique régnante, elles
pouvaient les unes comme les autres en subir
l'influence.

J'invoque le puissant argument de la statistique
à laquelle on ne saurait opposer ni théories, ni sys-
tèmes, et qu'on ne peut taxer d'inexactitude ou de
fausse interprétation. A la suite de chaque épidémie, des états aussi exacts que possible ont été
dressés. Eh bien, ces relevés ont prouvé : 1° Qu'il y
a eu, dans une proportion donnée, autant de personnes atteintes de la peste parmi celles qui étaient
en quarantaine que chez celles qui étaient en libre
pratique. Et pour expliquer ce fait, les contagionistes ont toujours recours aux infractions ; quand
ils ne peuvent pas accuser un domestique, c'est
un chat, une souris, un oiseau, une plume, qu'on
croit sérieusement capables d'avoir introduit la
maladie, et c'est sur de pareilles données qu'on
a accrédité l'opinion que les Francs qui se mettent
en quarantaine n'ont jamais la peste. Mais ce qui
fait ressortir le ridicule de croyances aussi puériles
sont les faits qui suivent.

2° Parmi les médecins qui ont donné leurs soins
aux pestiférés sans prendre aucune précaution, il
n'y a pas eu une plus grande proportion de malades

ou de morts que dans les autres classes de la société ; car sur cinquante-deux médecins européens,
il n'y en a eu que deux qui ont été atteints et qui
ont succombé : au Caire le docteur Fourcade au début, et le docteur Rigaud à Alexandrie, vers la fin
de l'épidémie. Il est à noter que les médecins
étaient dans des conditions plus défavorables que
toutes les autres personnes, puisqu'ils étaient
constamment en rapport avec les malades, soit en
ville, soit dans les hôpitaux, et accablés de fatigue.

3° Les infirmiers, vivant dans la même atmosphère
que les pestiférés et dans un contact permanent
avec eux, n'ont eu ni plus de malades ni plus de
morts que les autres classes.

4° Il est d'usage chez les musulmans de laver les
morts et de procéder à cette opération immédiatement après les décès. Eh bien, dans cette nombreuse
classe d'hommes et de femmes qui exercent cette
profession nous avons constaté un résultat identique. Qu'on ne nous réponde pas par cette phrase
triviale : « *Morte la personne, mort le venin.* » Car
si ce virus, ce venin, que l'on veut faire résider
dans un poil, dans une plume, se trouve quelque
part, c'est, à coup sûr, dans le corps des sujets
morts de la peste ; et l'on admettra bien qu'il doive
y être au moins aussi actif que dans des hardes
ou des ballots qui, après être restés enfouis pendant des siècles, ont pu donner naissance à la
maladie.

Un fait plus général, plus concluant encore, s'il
est possible, que l'immunité de ceux qui ont été le

7

plus en rapport avec les pestiférés, est ce qui se
passe par rapport aux hardes des morts. A la suite
de toutes les épidémies elles sont vendues dans
les bazars et mises en usage sans désinfection préalable. Cette remarque a été faite de tout temps et
a toujours fort embarrassé les contagionistes qui se
retranchent alors sur la cessation des causes épidémiques, ce qui revient à dire que quand l'épidémie a cessé, il n'y a plus possibilité de voir la peste
se reproduire.

La marche de la maladie pendant les épidémies
est un fait qui prouve qu'elle ne peut ni se répandre, ni se propager, ni se transmettre par voie de
contagion. S'il en était ainsi, le nombre des individus atteints devrait aller toujours croissant, et
en proportion de la multiplicité des contacts, il n'y
aurait pas d'un jour, d'une semaine à l'autre, des
diminutions, des accroissements intermittents. Le
foyer d'infection s'agrandissant, l'agent morbide,
les miasmes devraient croître en intensité, et c'est
le contraire que l'on observe.

Que répondent les contagionistes à cette masse
imposante de faits? Ils citent un très petit nombre
d'exemples qu'ils considèrent comme concluants,
et ils ajoutent que des milliers de faits négatifs ne
prouvent rien contre un fait affirmatif.

Laissons répondre notre savant et éloquent confrère, le docteur Londe, aux conclusions de l'Académie.

« Cet argument est fort juste, mais il convient de
ne l'employer qu'à propos, c'est-à-dire quand le

fait contradictoire sera mis hors de doute. Faudra-
t-il, par exemple, déshériter l'œil de la fonction
qui, à l'exclusion des autres organes, lui est départi-
tie, parce qu'un magnétiseur affirmera que sa som-
nambule lit par le dos? et dans ce cas, les faits
journaliers qui établissent l'impossibilité de la vi-
sion sans le secours des yeux seront-ils infirmés,
vis-à-vis des personnes sensées, par le prétendu
fait affirmatif du magnétiseur?....

» .... Quelle confiance avoir dans des faits de
transmissibilité passés dans les mystérieuses en-
ceintes des lazarets, et mentionnés seulement par
les employés des intendances sanitaires? Ne pour-
rait-on pas dire que, comme les faits de magnétisme
animal, ils ne sont jamais vus que par ceux qui y
croient, — nous ne voulons pas dire qui sont inté-
ressés à y croire, — et ne se manifestent plus aussi-
tôt que la peste est observée à la face du soleil,
dans le calme de l'esprit, par des hommes éclairés
et sans prévention.....

» .... Depuis 1720, sur des milliers de navires
qui sont entrés dans le port de Marseille, il ne s'en
est trouvé que dix ayant la peste à bord ; de ce nombre, trois ont donné lieu à des cas successifs de peste,
qui se sont déclarés au lazaret parmi des personnes
venant du foyer de l'épidémie : par conséquent, ils
ne peuvent servir à décider si la peste a été trans-
mise d'un individu à un autre, ou si tous les individus atteints en ont pris le germe au foyer. Il ne
resterait donc, pour prouver la transmissibilité, que
les faits fournis par les sept autres navires, et dans

lesquels auraient été frappés de peste les employés du lazaret, ou toute autre personne n'ayant pas été dans le foyer de l'épidémie.

»... Mais la commission devait-elle citer de pareils faits, et les citer comme elle le fait ?

» ..... Il nous suffira de vous rappeler que dans quelques uns des faits mentionnés par le rapporteur : *Un malade meurt sans avoir vu ni médecin, ni chirurgien, depuis le commencement jusqu'à la fin de la maladie*, et n'en est pas moins déclaré avoir succombé à la peste (778). Un autre n'est vu que le sixième jour de sa maladie, et seulement à l'aide de lunette d'approche (même page); les uns sont obligés de se rendre *de leur chambre à la grille intérieure de Saint-Roch pour être vus de loin par les hommes de l'art* (p. 782 et 783). A ceux-ci on jette les bistouris dont ils ont besoin pour s'ouvrir les bubons (p. 782 et 786). A ceux-là les secours ne sont administrés qu'à distance, *par les fenêtres et à l'aide de machines* (p. 787). Il est même un cas dans lequel un malade, après être resté trois jours sur le carreau, *est tiré sur un matelas à l'aide de crochets* (p. 78).

» Maintenant, je le demande, de pareils faits doivent-ils avoir cours dans la science? Doivent-ils être invoqués lorsqu'il s'agit de décider des questions graves? Et cependant, qui le croirait ! au lieu de faire difficulté de les admettre, la commission, tout en regrettant que les médecins de lazarets ne voient les malades qu'à l'aide de longues-vues, se montre moins difficile sur ces faits que ceux-là même qui les rapportent ; en sorte que là (p. 780) où MM. les lazarétistes avaient vu une fièvre maligne, ne reconnaissaient aucun signe de la maladie contagieuse (p. 781), et là où, pour l'honneur de l'humanité, M. le rapporteur eût dû tirer un voile épais, il se montre plus contagioniste que les lazarétistes eux-mêmes.....»

C'est pourtant sur de pareilles données qu'est fondée la croyance à la contagion, à l'importation, et qu'ont été établis nos lois sanitaires et tout cet échafaudage de quarantaines dont nous allons examiner bientôt la valeur.

Les contagionistes ont reproduit exactement les mêmes faits, les mêmes arguments à l'égard du choléra.

Calamités enfantées par la croyance à la contagion.

Si c'est un spectacle affligeant de voir les ravages occasionnés par la peste, et les maux innombrables qu'elle entraîne à sa suite, il en est un plus affligeant encore à considérer : c'est le spectacle des calamités enfantées par la croyance à la contagion.

Cette croyance erronée a produit des sentences iniques, des jugements ridicules, des supplices atroces. Elle a donné lieu à des mesures barbares qui se sont perpétuées jusqu'à nous.

Dans la peste de Milan en 1629 et 1630, des pauvres malheureux furent accusés d'avoir répandu la maladie dans la ville, au moyen d'un onguent

fait avec des matières pestilentielles, dont ils en-
duisaient les portes des maisons. Un jugement fut
rendu contre eux, et ils furent condamnés, les uns
à être noyés, d'autres à avoir la tête tranchée, quelques uns à périr par le feu, tous enfin à subir les
plus épouvantables supplices.

« En 1581, est-il dit dans un arrêt notable du
parlement de Toulouse, les Parisiens, ayant aperçu
que la peste augmentait dans leur ville, par la mé-
chanceté de telles gens qui semaient la peste par le
moyen de pourritures, emplâtres et autres infections,
obtinrent permission du roi de tuer, sans forme de
procès, ceux qui seraient trouvés commettant tels
actes pour servir de terreur aux autres. »

En 1559, le parlement de Toulouse condamna à
être brûlés vifs, à petit feu, certains individus
qu'on accusa de propager la peste. Dans le Quercy
et l'Albigeois on fit subir le même supplice à d'autres individus accusés du même crime. Plusieurs
autres exactions de ce genre ont été le résultat de
la croyance à la contagion. Cela n'équivaut-il pas aux
scènes déplorables, aux excès auxquels s'est livrée
la populace de nos jours, en accusant, pendant le
choléra, les médecins, les prêtres et les autorités
d'empoisonner les fontaines et les puits?

Mais sans remonter aussi loin, il suffira, pour
juger des effets de cette croyance, de jeter les
yeux sur ce qui se passe autour de nous. Aux premiers cas qui surgissent dans une ville pestiférée,
aux premiers mots de contagion, chacun veut fuir,
chacun s'isole. Soudain le commerce a cessé ses

relations, le honteux égoïsme étouffe tout lien de famille, tout sentiment de philanthropie. Là ce sont des malades, objet d'horreur et d'effroi, traînés sur la place publique par des parents et par des amis ; ici c'est le fils qui repousse sa mère, le mari qui fuit sa femme, l'épouse qui abandonne son époux.

Dans le Levant la doctrine de la contagion, soutenue et propagée par les Européens, n'a tendu jusqu'à présent qu'à produire des calamités semblables, et à renouveler ces scènes de désolation. Non seulement l'effroi s'est répandu dans les différentes classes de la société franque, il s'est encore emparé de quelques médecins, et leur a fait oublier leurs devoirs et leurs serments. Il s'est communiqué aux ministres de la religion ; ils se sont enveloppés dans des manteaux de toile cirée, et ont administré l'hostie sainte au bout de longues pinces d'argent. Malgré les six ou sept cents morts par jour, et un bien plus grand nombre de pestiférés, le Caire ne présentait point l'aspect d'une ville désolée ; il était loin de nous offrir le tableau effrayant qu'on nous a transmis des pestes de Venise, de Milan, et de Marseille.

Après avoir dépeint le chrétien contagioniste, comparons-lui le musulman qui ne croit point à la contagion.

Quand la maladie se déclare, l'enfant de Mahomet se soumet aux décrets de la Providence, reconnaît la main de Dieu et se tait. Il vaque à ses affaires, continue ses relations avec ses parents et

ses amis ; la mère n'abandonne point son enfant,
l'épouse pleure sur le lit de son époux expirant, et
le fils ne fuit pas les derniers embrassements de
son père. Au lieu de ces tableaux d'horreur que
j'ai retracés plus haut, ici tout est calme, tout res-
pire le dévouement. On ne voit pas des cadavres
abandonnés, les rues, les places encombrées de
morts et de mourants.

Si les musulmans sont sans crainte en présence
de la peste, et forment à cet égard un contraste si
frappant avec les Européens, c'est qu'ils ne croient
pas à la contagionabilité ; c'est qu'ils sont persuadés
de cette vérité, que le contact est impuissant pour
produire l'affection, et non pas, comme on l'a prétendu à tort, parce qu'ils sont sous l'influence d'un
fanatisme outré. Chaque être a l'instinct de sa
conservation, et il répugne de croire qu'un peuple
entier y ait manqué de tout temps ; car de tout
temps les Orientaux ont eu, comme le prouvent les
écrits qu'ils nous ont laissés, les mêmes idées sur
la peste. S'ils avaient reconnu à la maladie le caractère contagieux, ils auraient fui devant elle,
comme ils fuient devant le fleuve qui déborde, devant l'incendie près de les atteindre. « Nous avons
touché des pestiférés, disent les musulmans, nous
avons assisté nos pères, nos parents et nos frères ,
nous avons couché dans leurs lits, et nous n'avons
pas contracté la maladie. Pourquoi, si la peste est
véritablement contagieuse, fait-elle périr tant de
Francs qui sont en quarantaine ? » On voit que
toutes les lumières de la raison ne viennent pas

des nations occidentales, et que ces peuples, que la civilisation n'a pas encore polis, sont exempts de beaucoup de nos préjugés.

Ce que je viens de dire des musulmans à propos de la peste s'applique parfaitement à ce qui se pratique aux Antilles, pour la fièvre jaune, et dans l'Inde pour le choléra.

Ils sont bien aveugles, bien imprudents, ces hommes qui, par irréflexion, en s'appuyant sur des faits qui n'ont que l'apparence de la vérité et que la science et le sens commun répoussent également, s'efforcent d'accréditer de pareilles croyances en Europe à l'égard du choléra, dont des milliers de preuves ont démenti la contagionabilité! Voudraient-ils donc exposer les pays civilisés à donner encore le spectacle des temps de barbarie, porter la terreur dans ces âmes généreuses qui, dans les temps malheureux que nous avons traversés, ont adouci les effets du fléau par la plus ardente charité et le plus beau dévouement?

§ III. — Des quarantaines.

D'après ce que nous avons dit de la nature de la
peste, de son caractère épidémique et non contagieux, il est évident pour nous que les mesures
quarantenaires ne sauraient être d'aucune efficacité
pour arrêter les envahissements d'une maladie qui
échappe à toutes les barrières qu'on veut lui opposer. Pour être conséquent, nous devrions demander leur abolition.

Mais il est des institutions, des usages, qui, sanc-
tionnés par le temps et l'habitude, ont pris des ra-
cines si profondes, qu'il faut des siècles et des
efforts longtemps soutenus avant de pouvoir les
ébranler et les abattre. Les lazarets et les quarantaines sont de ce nombre. La croyance à la contagion est un article de foi pour la masse des populations, et la question est loin d'être encore résolue
par les hommes éclairés eux-mêmes, ainsi que
par la généralité des médecins.—Demander l'abolition des quarantaines est donc une chose impossible.

En effet, aussi longtemps que les anciennes
croyances seront celles du plus grand nombre, les
lazarets devront subsister. Mais ce n'est pas à dire
pourtant qu'il faille les conserver avec tout le fanatisme de leur origine, avec les erreurs qu'ils
consacrent, les entraves qu'ils apportent au commerce, aux relations internationales, avec leurs

exigences fiscales, leurs pratiques surannées, ridicules et vexatoires. Tout en donnant cette satisfaction à l'opinion publique, la science n'en doit pas moins poursuivre ses recherches pour arriver enfin à une solution complète et définitive de la question. C'est lorsque le fléau apparaîtra en Orient qu'il faudra faire des expériences, en transportant hors du foyer épidémique des hardes et des malades, et qu'une commission composée de médecins des différents pays dirige et surveille ces expériences.

Grâce aux réformes qui se sont déjà opérées, et à celles qui s'opéreront encore, on n'aura plus des intendances assez puissantes pour refuser, comme on l'a fait au laborieux et philanthrope Chervin, d'ouvrir les portes des lazarets aux investigations des savants, des hommes courageux qui se soumettent volontairement aux épreuves nécessaires. Alors seulement on pourra conserver ou abolir définitivement les lazarets. Ne pouvant pas les supprimer pour le moment, il faut donc s'attacher à en atténuer le plus possible les vices. Voyons quels sont ceux de ces vices qu'il serait le plus facile de faire cesser.

Vices des règlements sanitaires et réformes dont ils sont susceptibles.

Ma tâche serait trop longue si je voulais énumérer ici toutes les imperfections dont sont entachés les lois et les règlements sanitaires.

Il faut refaire de fond en comble l'ancien code,

et en rédiger un nouveau en rapport avec les progrès de la science, de l'hygiène en particulier. Voici
les points principaux sur lesquels je crois qu'il doit
être fondé :

1° Admettre l'hypothèse de la contagion de la
peste et de la fièvre jaune seulement, car il est suffisamment démontré, pour les populations comme
pour la majorité des médecins, que le choléra ne
peut être importé ; et rayer toutes les autres maladies qui figuraient sur le tableau des affections contagieuses importables.

2° Ne soumettre à la quarantaine les provenances
des pays où ces maladies se développent habituellement que pendant le temps où elles y règnent.
Il serait par trop absurde d'appliquer ces règlements alors qu'il est certain que ces contrées sont
exemptes d'épidémies. — En bonne logique, on ne
peut donner ce qu'on n'a pas. — Ainsi, par exemple,
la Turquie, l'Égypte, la Syrie, où la peste reste
quelquefois dix ans et plus sans apparaître, ne
doivent pas subir pendant tout ce temps les entraves de la quarantaine.

D'après les mêmes principes, on doit appliquer
les mêmes lois aux provenances des pays où ces
maladies se déclarent accidentellement.

3° Il ne doit y avoir que deux sortes de patentes :
les patentes brutes et les patentes nettes ; il faut
supprimer les patentes suspectes, les patentes tou-
chées. Car de deux choses l'une : il y a, ou il n'y a
pas la peste. Si l'on a des soupçons fondés sur l'état
sanitaire du pays, qu'on se comporte comme dans

le cas d'épidémie confirmée, et qu'on soumette les arrivages au régime de la patente brute.

4° La fixation du temps de la quarantaine en patente brute ne doit pas être livrée à l'arbitraire, mais établie sur des bases rationnelles, sur la durée de l'incubation que les plus fervents contagionistes ont portée à huit jours.

5° La durée de la traversée devra toujours être comptée, surtout quand pendant le voyage il n'y aura point eu d'accidents à bord.

6° Dans le cas où un ou plusieurs individus seraient atteints de peste ou de la fièvre jaune pendant le voyage ou dans le lazaret, l'administration ne fera dater la quarantaine que du jour de l'arrivée du navire; et dans ce cas on ferait faire le *spoglio* pour donner toutes les garanties désirables : il consiste à séparer les quarantenaires de leurs effets pour leur en faire revêtir de *non compromis*.

6° *bis* On ne devra pas refuser impitoyablement l'entrée à un navire qui aura des malades à son bord, et le repousser. Une pareille inhospitalité est indigne des nations civilisées. Elle a exposé quelquefois les bâtiments à d'affreux dangers, et voué des malheureux à une mort certaine par le manque de secours.

7° L'usage de soumettre les personnes à l'action de certains parfums qui n'ont d'autre effet que d'incommoder ceux qui les subissent au point de les asphyxier, doit être abandonné.

8° Les soins à donner aux pestiférés ou aux individus atteints de toute autre maladie réputée

contagieuse, dans les lazarets, ne doivent plus être
entourés de ces appareils effrayants, de ces sé-
questrations dans des lieux tristes et insalubres,
livrés à un coupable abandon, voués au désespoir
et à une mort certaine, comme cela s'est pratiqué
trop souvent.

On n'affublera plus les chirurgiens d'un costume
ridicule, et on ne leur interdira pas surtout de pratiquer des opérations nécessaires, sans les obliger
à se servir d'*instruments à longue queue*.

9° Les personnes saines doivent trouver dans les
lazarets tout ce dont des voyageurs qui ont fait de
pénibles traversées ont besoin, et l'on n'ajoutera pas
à cette sorte d'emprisonnement des privations de
toute espèce ; il faut qu'ils puissent se procurer
tout le confortable possible à des prix modérés,
réglés sur des tarifs ; que les logements soient sains
et même agréables ; que les gardiens, les serviteurs
soient choisis parmi des gens honnêtes et probes ;
que les agents de l'administration veillent à ce
qu'ils exercent leurs fonctions dans les limites des
règlements et sans brutalité, ainsi que s'est efforcé
de le faire le docteur Mêlier dans son règlement
du lazaret de Ratonneau.

10° Les quarantenaires ne doivent pas être,
comme des criminels, mis au secret. On leur per-
mettra de voir leurs parents, leurs amis autrement
qu'à travers des grilles qui les séparent à de telles
distances qu'ils ne peuvent pas même s'entendre.

11° Il faut supprimer entièrement cette liste de
marchandises, d'objets, d'effets classés arbitraire-

ment en *susceptibles*, *non susceptibles* et *douteux*.
De pareilles classifications ne sauraient soutenir le
plus léger examen, et il serait facile de démontrer,
dans l'hypothèse d'un virus qui est le principe admis par la législation, qu'il pourrait se fixer tout
aussi bien sur les objets qui figurent dans la caté-
gorie des *non susceptibles*. Une expérience de plusieurs siècles, et les recherches de M. Ségur du
Peyron, ont prouvé que, depuis 1720, dans aucun
lazaret de la Méditerranée, les marchandises n'ont
jamais donné la peste à une seule personne et que,
par conséquent, tous ces récits de portefaix qui
ont contracté la peste en ouvrant des balles de
marchandises sont entièrement controuvés et de
véritables contes faits à plaisir. Ainsi le commerce
sera débarrassé d'entraves qui portent un si grand
préjudice à sa prospérité, par les retards qu'elles
causent, les frais qu'elles ajoutent au prix des marchandises, sans compter les dégradations que celles-
ci subissent.

12° Avec la terreur qu'inspire le seul nom de
peste, on conçoit difficilement qu'on n'ait pas éloi-
gné davantage les lazarets du centre des villes ; que
Marseille, par exemple, qui a toujours attribué ses
épidémies aux infractions des quarantaines, n'ait
pas placé le sien sur les îles qui l'avoisinent : sans
doute cela eût été moins commode pour messieurs
les intendants ; mais cette considération n'aurait
jamais dû l'emporter sur l'intérêt de la tranquillité
publique. Aujourd'hui, grâce à un ordre du gouvernement, cette translation vient d'avoir lieu, non

sans quelques résistances, tant les intérêts particuliers ont de puissance.

Beaucoup de ports de mer présentent des dispositions aussi favorables que Marseille, des îles, des
presqu'îles, de vastes localités où l'on pourrait établir convenablement les lazarets. C'est pour prému-
nir les gouvernements contre les tendances des
agents de l'administration à préférer ce qui est le
plus en rapport avec leur amour-propre ou leur
commodité, que je signale cette circonstance.

13° Dans leur application, les quarantaines dif-
fèrent non seulement d'une nation à une autre,
mais encore, chez la même nation, d'un port à
l'autre. Elles varient à l'infini, selon les époques,
les impressions du moment. La fureur, la rage des
quarantaines, qu'on me pardonne l'expression, et
leur incohérence, sont ce que l'on peut imaginer de
plus choquant, de plus contradictoire; il est
inexplicable que les personnes qui font le voyage
par mer d'un pays à un autre soient soumises à la
quarantaine, tandis qu'il n'en est point imposé à
celles qui font le trajet par terre. Ces dernières,
provenant des mêmes lieux, par conséquent tout
aussi compromises, si compromis il y a, viennent
visiter au lazaret et en libre pratique leurs parents
et leurs amis.

Constantinople et la Syrie tiennent en contu-
mace l'Égypte; l'Égypte, de son côté, tient en con-
tumace Constantinople et la Syrie; on a vu même
des pays où régnaient des épidémies faire faire
quarantaine aux provenances de pays sains

Je ne puis résister au désir de reproduire un passage de l'article que M. A. Latour a publié dans l'*Union médicale* du 26 juillet :

« ... Un navire partant de Marseille pour Bey-
» routh, par exemple, s'il était obligé de toucher
» à tous les points de la côte, de se soumettre par-
» tout aux exigences diverses des différentes santés,
» pourrait bien, semblable à ces condamnés dont la
» plus longue existence ne suffirait pas à subir
» toutes les années de prison infligées par des con-
» damnations successives, pourrait bien, disons-
» nous, n'arriver jamais à sa destination ultime, ou
» n'y arriver qu'après avoir absorbé et au delà,
» pour les frais sanitaires et de séjour, quel que fût
» son tonnage, quelle que fût la valeur de ses mar-
» chandises, le prix de sa cargaison. »

On dirait, en vérité, que les intendances sanitaires se sont appliquées à l'envi à faire différemment les unes des autres. Le caprice seul préside à des actes aussi graves et aussi importants. Il n'y a pas d'explications raisonnables à donner. L'aveuglement à cet égard est poussé si loin, qu'on ne comprend pas que c'est précisément tout cela qui a mis les quarantaines en discrédit, même chez ceux qui ont le plus de foi dans leur utilité. Quand une mesure est basée sur la raison et le sens commun, elle est acceptée avec respect, mais on ne se résigne point aux exigences absurdes et vexatoires. Il est donc dans l'intérêt bien entendu des puissances de faire cesser un pareil état de choses, contre lequel la conscience publique se révolte

14° Il est temps enfin que les gouvernements fassent table rase de l'absolutisme des administrations sanitaires qui, dans beaucoup de pays, étaient devenues de véritables souverainetés féodales; il est surtout important que l'autorité des intendances soit circonscrite dans de justes limites, et que dans aucun cas elles ne puissent usurper les fonctions de la magistrature, ni infliger des peines qui sont du ressort des tribunaux. Elles ne doivent pas non plus, sous le prétexte de sauvegarder la santé publique, devenir les arbitres de la fortune des particuliers, en faisant couler ou brûler des navires et des cargaisons, comme on en a vu des exemples. Elles doivent être essentiellement des comités d'hygiène, pour lesquels les médecins seuls sont compétents; mais comme il s'y rattache aussi des intérêts commerciaux, il est nécessaire que quelques négociants en fassent partie.

§ IV. — Analyse critique des travaux de la commission nommée par l'Académie médico-chirurgicale de Turin, sur l'invitation du conseil supérieur de santé, pour examiner le rapport sur les quarantaines présenté au parlement d'Angleterre, rédigé par le docteur Secondo Polto, secrétaire de la commission; séances de novembre et décembre 1849.

Ce travail, à la fois académique et officiel, m'a paru d'une trop haute importance pour ne pas m'en occuper sérieusement. Il contient 98 pages, et a été imprimé en 1850.

Je n'entreprendrai pas de faire l'analyse complète de ce rapport, car pour répondre à tous les raisonnements, à toutes les théories qui ont été soutenues, il faudrait écrire un ouvrage plus étendu que le rapport lui-même. Je ne relèverai que les conclusions que je crois en opposition avec les données de la science, et avec l'expérience que j'ai acquise sur la matière.

D'ailleurs ce que j'ai dit dans le cours de mon mémoire, car ce n'est qu'alors que j'étais sur le point de le terminer, que j'ai eu connaissance du travail du docteur Polto, répond aux arguments de la commission anglaise et à ceux de l'Académie de Turin.

Je commence par les conclusions du rapport anglais, résumées en deux articles :

« 1° Que les quarantaines ne sont jamais suffi-
» santes pour empêcher la propagation des mala-
» dies épidémiques. »

Non seulement insuffisantes, mais absolument impuissantes.

» 2° Que les maladies épidémiques, mieux que
» les quarantaines actuelles, sont propres à éloigner
» une atmosphère pestilentielle. »

Les mesures hygiéniques sont tout aussi impuissantes que les quarantaines, et peuvent tout au plus atténuer les effets des épidémies.

Première déduction. « L'opinion des anciens qui
» croyaient que toutes les maladies épidémiques
» dérivaient de causes spéciales, et présentaient
» seulement des différences de formes, comme le
» typhus, la fièvre jaune, la scarlatine, etc., a été
» démontrée erronée par les modernes, qui attri-
» buent, avec raison, à toutes ces affections la même
» origine et la même nature, quoique leur déve-
» loppement soit soumis à l'influence des climats
» et des circonstances locales qui ne sont véritable-
» ment que les formes externes, variées de la mala-
» die avec ses caractères propres. »

Les anciens avaient raison de penser que toutes les maladies épidémiques dérivent de causes spéciales, et c'est précisément la spécialité de ces causes qui produit la différence que chaque épidémie affecte. En effet, il n'est pas rationnel d'admettre que la constitution qui détermine la rougeole, la scarlatine, soit la même que celle qui donne naissance à la suette ou à la grippe, qu'un principe identique développe le choléra ou la peste. Sous tous les climats, sous toutes les latitudes, on voit apparaître ces maladies avec les caractères qui leur sont propres.

Deuxième déduction. « Les épidémies dépendent » de certaines conditions, obéissent aux mêmes » lois, infectent les localités analogues, attaquent » les personnes de la même classe et du même âge.

La première partie de cette déduction est vraie, mais on ne peut admettre que les épidémies obéissent toutes aux mêmes lois; il est inexact de dire qu'elles attaquent les personnes de la même classe et du même âge. Elles peuvent avoir quelquefois des préférences, mais aucune condition n'en est absolument exempte; dans certaines circonstances, elles frappent les classes et les âges qui avaient été précédemment épargnés.

Troisième déduction. « Leur intensité augmente » ou diminue en proportion directe des conditions » hygiéniques et sociales. »

Le contraire a souvent lieu.

Quatrième déduction. « Les règles hygiéniques » suffisent seules à prévenir ou à éloigner certaines » conditions au moyen desquelles une épidémie se » propage, mais les quarantaines ne peuvent jamais » être une barrière pour arrêter ces conditions at- » mosphériques, sans lesquelles aucune maladie, » ni indigène, ni exotique, ne peut régner épidémi- » quement. »

Les meilleures règles hygiéniques sont impuissantes d'une manière absolue à prévenir une épidémie, à plus forte raison les quarantaines.

Cinquième déduction. « La peste orientale, contre
» laquelle les quarantaines ont été établies, est une
» maladie essentiellement identique avec le typhus,
» dans ses causes et son développement, mais mo-
» difiée et rendue plus intense par des particularités
» des climats et de conditions sociales. »

La peste n'est nullement identique avec le typhus ;
certains climats, il est vrai, sont plus propres que
d'autres à son développement, mais on a vu la peste
régner sous les latitudes les plus opposées, et dans
ces diverses contrées le typhus se développe aussi
et ne devient jamais la peste.

Sixième déduction. « Le véritable danger de la
» propagation de la peste ne consiste pas dans le
» contact d'un individu malade avec un individu
» sain, mais bien en exposant des objets susceptibles
» à l'action d'une atmosphère infecte, comme on
» voit se produire et se propager les fièvres ty-
» phoïdes. »

C'est encore une erreur qui assimile la peste au
typhus et qui confond l'action épidémique avec
l'imprégnation miasmatique.

Septième déduction. « L'opinion, que la peste
» puisse se propager par le moyen des marchan-
» dises, est entièrement dénuée de fondement,
» comme celle qui prévalait autrefois en Angleterre
» que le typhus se répandait de la même manière. »

Cette proposition infirme la précédente et en est
une véritable contradiction puisqu'elle admet que
la peste se propage en exposant des objets suscep-

tibles à une atmosphère infecté, et que dans celle-
ci elle nie qu'elle puisse se propager par les marchandises. Je ne pense pas qu'en Angleterre la
généralité des médecins conteste que le typhus
puisse se répandre par infection; ce que j'admets.
Ce qui ne veut pas dire pourtant former des épidémies.

Huitième déduction. « Il paraît prouvé que les éta-
» blissements quarantenaires n'atteignent pas le but
» pour lequel ils ont été créés, c'est-à-dire qu'ils
» sont impuissants à empêcher la propagation des
» maladies épidémiques; ils causent en outre aux
» voyageurs de graves préjudices; ils aggravent l'état
» de ceux qui pourraient être malades, sans utilité
» pour les autres qu'ils n'empêcheraient pas de
» contracter la maladie. »

Cette proposition est acceptable dans toute sa
teneur.

Je suis forcé, pour caractériser ces deux propositions et les huit déductions qui en sont tirées, de
déclarer qu'elles sont émanées d'une fausse doctrine, et entachées de choquantes contradictions.

Je puis dire par anticipation que l'Académie de
Turin, au lieu de réfuter ces propositions avec des
arguments logiques, s'est égarée dans des sophismes
d'une scholastique surannée.

Le docteur Polto, en écartant les causes infec-
tantes et épidémiques comme productrices de la
peste, s'efforce de nous révéler ses causes véritables,
et voici comment il résout le grand problème :

1° *Elle est inoculable.*

Le rapporteur, méconnaissant la condition la plus essentielle à une inoculation qui est l'existence d'un virus, franchit la difficulté et admet d'emblée ce virus, sans nous dire où il a pu le voir et le saisir.

J'ai suffisamment démontré plus haut que dans la peste, dans la fièvre jaune, le choléra, il n'y avait pas de pustules. Quant aux faits d'inoculation antérieurs à la peste de 1835, je les ai rapportés dans mon ouvrage et appréciés à leur juste valeur. Je n'y reviendrai pas.

Ceux de 1834 et 1835 qui se sont passés sous mes yeux, je puis en parler en connaissance de cause, puisque personnellement je me suis inoculé du pus et du sang de pestiféré. Je dois ajouter qu'en faisant ces expériences, je n'avais d'autre but que de répéter celles qui avaient été faites, mais d'une manière plus exacte et plus rigoureuse, sans y attacher d'ailleurs aucune importance, car d'une part j'inoculais sans virus, et d'une autre part j'agissais sur des sujets soumis à l'influence épidémique qui pouvait les frapper, et donner aux résultats de ces inoculations une valeur apparente qu'elles n'avaient pas en réalité.

2° *Elle se transporte hors de son propre centre et de son lieu d'origine.*

Notre érudit confrère ne se donne pas la peine d'examiner si les pestes qui ont eu lieu en Europe du x° au xix° siècle, ont été réellement transpor-

tées, ou si elles se sont développées d'elles-mêmes.
Il accepte l'hypothèse de l'importation comme un
fait certain, et son principal argument est que la
peste n'est pas *indigène*. D'après le même principe,
il prétend sans doute aussi que le choléra a été
importé de l'Inde en Europe, par quelque voyageur,
dans une malle ou un ballot de marchandise. Mais
avant 1817, bien des voyageurs, des malles et des
ballots étaient arrivés des rives du Gange, sans
nous apporter le choléra. Le docteur Polto veut lui
conserver sa propriété contagieuse pendant un
voyage de 4,000 lieues, oubliant que les communications les plus fréquentes à de très petites distances
ne peuvent pas la transmettre. Qu'il me suffise de
lui citer un fait qui s'est passé dans son pays.
En 1835, le choléra décimait la population de Li-
vourne; 30,000 personnes fuient à Pise, qui n'en
est éloignée que de trois lieues; un grand nombre
meurent ou guérissent de la maladie, et pas un seul
habitant de Pise n'est atteint du choléra.

La croyance à la contagion de la peste, dit le
docteur Polto, est une vérité incontestée en Italie.
Cela ne prouverait rien, car dans quelques parties
de la Péninsule, on croit aussi la phthisie pulmo-
naire contagieuse à l'égal de la peste. Cette croyance
est encore plus répandue en Espagne. Là faute,
il faut le dire, n'en est pas aux populations, mais
aux hommes de la science qui ont accrédité ces
erreurs.

« Ce transport, dit encore le docteur Polto, sera
» une vérité *palpable, même aux aveugles* quand

» j'aurai démontré par l'histoire, ce qui est facile,
» l'exoticité de la maladie. »

Il est vrai que les aveugles n'ont pas perdu la
faculté de toucher ni d'entendre ; ils peuvent parfaitement comprendre que la peste est une maladie
exotique, parce qu'elle ne règne pas habituellement en Europe.

Nous ne contestons point que la peste soit endémique en Orient, qu'elle puisse, quand elle se
déclare sur un point de cette contrée, étendre son
influence sur les pays voisins, même en Europe.

Le rapporteur donne comme preuve à l'appui
de son opinion que personne n'admet que la
peste se soit jamais déclarée spontanément en
Europe.

L'érudition du docteur Polto lui fait défaut dans
cette circonstance ; je le renvoie à l'Histoire des
pestes de Papon, qui n'est ni un médecin, ni un
anticontagioniste.

Quant « aux causes extérieures semblables à
» celles que l'on reconnaît comme productrices de
» la peste en Orient, » je demanderai au docteur
Polto, si jamais la science, à l'aide de tous ses
moyens, a pu apprécier les conditions qui disposent à
telle ou telle autre épidémie, et si pendant le règne
d'une épidémie, on peut distinguer quelques différences avec les états normaux.

Le rapporteur insiste beaucoup trop pour chercher à prouver que la peste n'est pas une maladie
indigène. Mais il n'a pas besoin d'employer tant
d'arguments puisque personne ne le lui conteste,

pas plus pour le choléra que pour la fièvre jaune. Mais que des épidémies de cette nature ne puissent s'étendre de leurs lieux d'origine à l'Europe, ou même s'y déclarer accidentellement d'une manière spontanée, c'est ce que toute sa logique ne saurait faire croire.

Il conclut en ces termes : « Si la peste n'est pas » indigène en Europe, elle ne peut y être venue, » ni y venir que par importation. » C'est là une singulière déduction, que d'admettre que l'exoticité est une preuve de contagion ; je la livre sans commentaire aux hommes de la science.

3° « *La peste ne se propage que par communi-* » *cation.* »

Sans suivre l'auteur dans sa longue digression sur ce point, je lui réponds par un argument sans réplique.

Les maladies essentiellement contagieuses, telles que la petite-vérole, sont impuissantes, quoi qu'on fasse, à former une épidémie avec des cas isolés. Prenez des varioleux, dans un point où règne une épidémie de petite vérole ; transportez-les là où cette épidémie n'existe pas, vous donnerez la variole à quelques individus, vous formerez même un foyer, mais jamais vous ne développerez une épidémie. Comme contre-épreuve, enlevez tous les varioleux d'une ville, d'une province, et vous n'empêcherez pas la petite vérole d'y régner épidémiquement ; il en sera de même du choléra et de la fièvre jaune que le docteur Polto considère aussi comme des maladies contagieuses. Apportez

des pestiférés, et il en est arrivé dans les lazarets,
et hors des lazarets, jamais ces cas isolés n'ont
formé des épidémies.

Le rapporteur examine si la peste à l'état sporadique est aussi contagieuse qu'à l'état épidémique.
Il regarde l'affection, dans ces deux états, comme
identique par sa nature. S'appuyant sur l'opinion
de Sarcone, il considère que presque toutes les
épidémies ont eu pour origine des cas isolés ; par
conséquent il veut que les précautions soient les
mêmes pour la maladie sporadique que pour la maladie épidémique. Je demande pardon à la mémoire de l'illustre médecin napolitain de renverser
son argument, mais je dis d'une manière absolue
que jamais les cas sporadiques ne produisent des
épidémies, et je demande au docteur Polto s'il en
est autrement pour le choléra.

Dans l'incertitude de l'existence d'un virus dans
la peste, le docteur Polto va jusqu'à le comparer
pour son mode de communication à la syphilis, à la
rage, à la gale. Peut-on assimiler des choses aussi
matérielles, aussi visibles, avec une entité, un principe dont rien ne démontre l'existence ?

Le rapporteur s'efforce d'expliquer le mode de
transmission, et on voit qu'il éprouve de grandes
difficultés pour résoudre ce problème. Il se trouve
tiraillé entre le virus et le miasme : ne sachant
auquel se vouer, il finit par les accepter tous les
deux ; c'est prudent sans doute, mais c'est loin
d'équivaloir à une démonstration, c'est plutôt la né-
gation de l'un et de l'autre principe. Voici comment :

La législation sanitaire est fondée sur l'existence d'un virus. C'est la doctrine professée par tous les contagionistes purs; l'action miasmatique est entièrement repoussée. Aussi le rapport a-t-il combattu l'infection à outrance, comme étant le propre des affections typhoïdes. D'une autre part, il admet l'existence d'un virus qu'il compare au virus syphilitique, rabique, mais à ceux-ci il n'ose donner la propriété de se propager par miasmes et de produire des épidémies.

Le docteur Polto nous dit enfin son dernier mot sur l'*agent morbide, terrible feu de pestilentielle infection,* et le définit ainsi : « Un concours, une » accumulation, une quantité d'effluves, émana- » tions ou miasmes, comme on voudra les appeler, » qui, sortis par les voies exhalantes des pestiférés, » et ramassés dans l'air qui environne le malade, y » demeurent suspendus ou dissous, toujours prêts » à impressionner l'organisme exposé à un contact, » pas trop tardif cependant. »

Voilà une bien longue phrase pour une plus longue définition qui ne définit rien et qui prouve encore moins. Jusqu'à présent nous sommes à attendre la démonstration de ce fameux virus que nous ne voyons pas apparaître, et que cependant le docteur Polto a prétendu être inoculable; il finit par nous asphyxier dans des miasmes, des émanations, des effluves, mots dont nous n'admettons pas la synonymie. Ces miasmes n'attaquent pas, selon lui, l'homme seulement, mais ils peuvent se communiquer encore aux hardes, aux marchandises, et à tous les objets qui se trouvent dans l'atmosphère ambiante.

Passant à la manière dont l'*élément pestifère* peut s'introduire dans l'économie, le rapporteur admet sans difficulté qu'il arrive par les voies digestives, pulmonaires, ou par l'absorption cutanée.

Voilà que le virus est devenu volatil!

Poussant plus loin l'argument, ces miasmes respirés par un homme sain peuvent en sortir, dit-il, tout aussi empoisonnés qu'ils y sont entrés, se communiquer sans altération à d'autres individus, ou se déposer sur les hardes, les marchandises, qui à leur tour sont aptes à communiquer la maladie à l'homme.

Le docteur Polto dédaigne de s'appuyer ici sur les documents de l'histoire; d'où il résulte qu'on ne trouve pas, dans une période de trois cents ans, un seul exemple que les marchandises aient jamais donné la peste dans les lazarets, pas même les milliers de balles de coton qui ont été transportées en Europe pendant les épidémies de 1834, 1835, 1839, 1841, 1842, 1843. Ce coton, qui avait subi l'influence de la constitution pestilentielle, a été cueilli, emballé, embarqué par des hommes dont beaucoup avaient été atteints de la peste, qui avaient encore des bubons et des charbons en suppuration. Eh bien, ce coton a été ouvert dans les lazarets par les portefaix, pas un brin n'a échappé aux mains des artisans qui l'ont mis en œuvre, et pas un seul individu en Europe n'a eu la peste!...

Le docteur Polto trouverait dans les écrits de

ses compatriotes, des faits analogues. François
Pona dit, dans son histoire de la grande contagion
de Vérone de l'année 1630, que « une chose qui
» fut observée et qui fut digne d'admiration, c'est
» que parmi tant d'employés et tant d'hommes,
» vulgairement appelés *purificateurs*, qui maniaient
» à chaque instant ces mêmes hardes sur lesquelles
» avaient couché et étaient morts des pestiférés,
» IL NE S'EN INFECTA PAS UN SEUL, expérience con-
» traire à tant de discours et à tant de raisonne-
» ments que fait l'intelligence humaine et qui fait
» dire avec Hippocrate qu'il y a de caché dans les
» maladies un je ne sais quoi de divin. »

Il dédaigne également les grands faits que j'ai
rapportés dans mon ouvrage et dont quelques uns
sont rappelés dans ce mémoire, pour en citer un
qui n'a aucune valeur, et je ne conçois pas comment un médecin ose l'invoquer. Le voici :

« Deux condamnés à qui Bulard avait fait revêtir
des chemises de pestiférés ont eu la peste ; un en
est mort. Le rapporteur ajoute : « qu'un pareil
» fait est tellement décisif en faveur de la trans-
» mission médiate, que s'il n'y avait que ce-
» lui-là dans l'histoire de la science, il suffirait à
» lever toute incertitude dans la solution du pro-
» blème. »

La réfutation est simple. Sans me souvenir du
fait, je l'accepte tel qu'il est rapporté par Bulard,
bien que tout ce qui vient d'une pareille source
soit fort suspect. Mais une semblable expérience,
faite pendant une épidémie, dans un hôpital de

pestiférés, ne prouve absolument rien. Je n'ai pas accordé plus de valeur aux inoculations faites sur autrui, ni à celles que j'ai pratiquées sur moi-même. Bulard en était bien persuadé quand il a revêtu, lui aussi, la chemise d'un pestiféré, au degré le plus aigu de la maladie, et qu'il l'a gardée sur la peau pendant quarante-huit heures. Ce fait, qui est des plus authentiques, puisqu'il s'est passé dans l'hôpital du Caire en présence de cent personnes, le docteur Polto n'en dit rien. Je puis en parler, car c'est le même pestiféré qui m'a fourni du pus de son bubon pour me pratiquer six piqûres, ou plutôt six incisions dont trois au pli de l'aine droite, et trois à la partie interne du bras gauche sur lesquelles j'ai appliqué un plumasseau chargé de pus. Je répéterai ce que j'ai dit plus haut, que je n'attachais aucune importance à ces épreuves, parce qu'elles n'en avaient, en effet, aucune. On aurait pu leur attribuer quelque valeur si l'inoculation avait déterminé sur les points inoculés des phénomènes pestilentiels. Mais rien de semblable ne s'est produit. Ainsi ce fait de Bulard, qui prouve tant, ne prouve rien aux yeux des hommes éclairés et impartiaux.

Les quatre faits cités par le docteur Grassi, et rappelés par le docteur Polto, n'ont pas plus de signification que les précédents, puisque la peste régnait à Alexandrie. Je me borne à cette simple réfutation.

Le rapporteur attribue la peste de Noïa en 1815 aux infractions des quarantaines; il ne nous dit pas si ce sont les mêmes circonstances qui l'ont apportée en Dalmatie à cette même époque. N'est-il pas naturel que deux pays qui ne sont séparés que par un étroit bras de mer soient sous l'influence des mêmes causes, sans avoir recours à des explications toujours reproduites quand il s'agit de peste, comme les tribus de nègres, de sauvages, qui veulent toujours voir l'influence des génies malfaisants dans les maux qui leur arrivent.

Cette histoire de Noïa nous fournit des arguments contre la contagion. Ainsi la peste est en Dalmatie : quoi de plus naturel qu'elle vienne à Noïa ? On prend des mesures extraordinaires pour la resserrer dans la ville, on creuse deux fossés, on place un double cordon et une croisière du côté de la mer ; peine de mort à qui franchit le cordon ; on tue les animaux, on brûle les marchandises ; il ne manquait plus que de brûler la ville et ses habitants comme plus sûr moyen de faire cesser la peste. Malgré tout, elle dure *huit mois*, plus qu'elle ne règne ordinairement.

Peut-on raisonnablement louer l'emploi de mesures pareilles, plus terribles cent fois que la peste même ? Et encore nous ne parlons pas de tous les actes d'égoïsme, de cruauté qui ont dû s'y commettre. On n'est parvenu qu'à accumuler de nouveaux maux sur cette population en la plaçant dans les conditions hygiéniques les plus défavorables, et à enregistrer autant de morts causées par le typhus ou la misère que par la peste. Qu'on ne se vante pas que de pareilles mesures ont empêché le fléau de

11

se répandre hors de Noïa , si toutefois il y est resté
concentré.

Le rapporteur se plaît à me mettre en scène et
en contradiction avec le docteur Grassi, notamment
pour le fait de Saint-Jean-d'Acre , auquel j'ai répondu suffisamment dans mon ouvrage. Je com-
prends sa sympathie pour son compatriote , pour
un aussi fervent contagioniste , qui le dépasse
même, s'il est possible : car le docteur Grassi nie
que la peste se produise en Égypte ; il veut qu'elle
y soit toujours apportée, et qu'elle s'y répande par
le moyen des *animalcules*. Le rapporteur me per-
mettra de lui dire que mon témoignage et celui de
cinquante autres médecins tout aussi dignes de ce
nom que le docteur Grassi ont bien aussi quelque
valeur.

Enfin le rapport conclut en admettant, outre les
opinions qui précèdent, que la peste est *coercible*,
c'est-à-dire qu'elle peut être saisie, renfermée ,
emprisonnée, détruite au moyen des mesures quarantenaires , et il appuie cette dernière déduction
par des faits qui se sont passés en Égypte en 1835 :
ceux de Guizeh, Choubrah, école de Tourah, Ateir
el-Nébi , école polytechnique de Boulac, faits que
j'ai cités moi-même, que Bulard a dénaturés, et que
le docteur Polto préfère aller chercher ailleurs que
dans mon ouvrage. C'est par trop me faire injure
que de suspecter ma bonne foi pour donner créance
aux assertions d'un Bulard et d'un Hammont
qui , par parenthèse, n'étaient médecins ni l'un ni
l'autre.

Pour ne dire qu'un mot sur la valeur de ces faits, il faut que l'on sache bien que dans tous les établissements publics, dans toutes les maisons qui se soumettent à la séquestration, dès qu'un individu a seulement le soupçon d'une indisposition, il est immédiatement mis hors de l'enceinte réservée. De cette manière, on comprend qu'il est facile de proclamer que personne n'est mort pendant la durée de la quarantaine. Témoin les casernes d'Alexandrie que l'on a citées comme exemptes de la peste, tandis que M. Aubert-Roche recevait à l'hôpital de Ras-el-Tin 300 pestiférés provenant de ces mêmes casernes.

On veut que les trois cas de peste qui ont eu lieu dans la quarantaine de Choubrah, la plus rigoureuse de toutes, soient dus à une infraction, et l'on ne tient pas compte de ceci : que quatre cents hommes qui étaient à l'extérieur pour former le cordon, et en libre communication avec tout le monde, n'ont pas eu plus de cas que ceux qui étaient renfermés. Voilà comment on expose les faits, et comment on induit en erreur ceux à qui on les présente.

L'histoire de la peste de Messine en 1743, que cite le docteur Polto, et d'après lequel un pilote aurait introduit la maladie dans la ville par des hardes, et causé la mort de 45,278 individus, est aussi peu démontrée que l'introduction de la peste, en 1720, à Marseille. En vérité, on ne comprend pas que des esprits sérieux puissent admettre une communication qui serait aussi rapide que celle de la foudre, et qui suppose des contacts non interrompus entre toute une population. Quant à l'immunité dont jouirent les villages de Taormino et de Millazo, peut-on dire raisonnablement qu'elle a été due à l'absence de communications? Sans doute les habitants ne se sont pas enfermés au premier cas de la maladie; et s'il n'a fallu qu'un vêtement pour donner la peste à la Sicile entière, comment admettre qu'il n'y ait eu aucun contact avec les habitants de ces deux villages? Et d'ailleurs ne voit-on pas, dans toutes les épidémies, des villes qui en sont exemptes, à côté d'autres qui sont décimées? J'ai cité des exemples.

Le rapporteur termine sa série de preuves par des faits empruntés à l'histoire de la peste d'Odessa en 1837, trois cas introduits dans le lazaret de la Spezzia, et trente-trois importations dans celui de Marseille; et il conclut que ces établissements ont toujours eu pour effets d'arrêter la peste dans leur enceinte, et d'empêcher sa propagation au dehors.

J'ai déjà répondu amplement à ces faits dans le cours de mon mémoire. Singulière logique! Quand la peste se déclare hors des lazarets, les contagionistes allèguent des infractions aux quarantaines, et quand elle n'en sort pas, ce sont les lazarets qui ont empêché la formation d'une épidémie.

En résumé, je crois avoir démontré que le rapport de la commission anglaise n'est pas plus dans le vrai que la réfutation de l'Académie de Turin; le premier en se basant exclusivement sur le système de l'infection, la seconde sur l'hypothèse de la contagion. Ils n'auraient pas erré s'ils avaient envisagé la doctrine de l'épidémie d'une manière philosophique, en prenant pour guide les immortels écrits du père de la médecine, car les progrès de la science moderne n'ont rien ajouté au το θεῖον du divin vieillard de Cos.

§ V. — **Description de la peste.**

Pour compléter ce travail, je vais donner une
description succincte de la peste.

Localités où la peste se déclare.

La peste est propre à l'Orient comme le choléra à l'Inde et la fièvre jaune aux Antilles, et,
comme eux, elle peut sortir accidentellement des
foyers où elle règne habituellement pour envahir
d'autres contrées.

Les principaux centres du développement de la
peste sont l'Égypte, la Syrie, les rives du Bosphore
et de l'Asie Mineure.

Époques de l'apparition de la peste, sa fréquence, sa durée.

La peste est intermittente en Orient à l'état épidémique, et les périodes d'intermittence varient
d'une année à douze. C'est au mois de décembre
qu'elle se montre, et vers la fin de juin qu'elle
cesse. Les dérogations à cette régularité sont extrêmement rares, surtout pour l'époque de la
disparition. Cependant on l'a vue apparaître en toute
saison.

Causes génératrices de la peste.

Les causes productrices de la peste échappent à
tous les moyens d'investigation ; elles sont insaisissables comme celles des autres épidémies. Quelques

auteurs ont voulu la voir dans le défaut de propreté des villes, des habitations, des personnes, dans la longue stagnation des eaux, dans les vices du système d'inhumation, dans la décomposition des substances animales et végétales. Ce sont là des causes générales d'insalubrité qui pourraient tout au plus entrer comme élément partiel dans la formation du principe morbide, ou lui servir d'auxiliaire, soit en lui imprimant un surcroît d'intensité, soit en rendant plus aptes à en subir l'influence les individus placés dans leur sphère d'action; mais elles sont évidemment inhabiles à la procréer. S'il en était autrement, les mêmes causes devant amener les mêmes effets, on verrait la peste se déclarer dans toutes les localités qui présentent la réunion de conditions hygiéniques semblables; c'est ce qui n'arrive pas, tandis qu'elle se développe dans les lieux où aucune de ces conditions ne se rencontre.

Influence de l'épidémie sur la masse des individus.

Il est peu de personnes, pendant une épidémie de peste, qui ne ressentent cette influence par un sentiment de malaise général, par des douleurs plus ou moins vives aux aisselles et aux aines, souvent même les glandes de ces régions acquièrent une augmentation sensible de volume. Ce fait, qui n'est contesté par personne, suffirait à lui seul pour prouver l'épidémicité.

Aptitude à la maladie.

Pour qu'on puisse être atteint de la peste, comme de toute autre maladie épidémique, il faut une disposition particulière de l'organisme; or, cette disposition particulière n'étant pas appréciable aux sens, on ne peut pas décider *à priori* de l'aptitude ou de l'inaptitude d'un sujet à subir l'affection pestilentielle. Toutefois l'observation nous a démontré que les sujets d'une constitution délicate avec prédominance du tempérament lymphatique y sont plus exposés que les individus d'une constitution forte, à tempérament sanguin; mais quand ces derniers sont atteints, l'affection a une marche plus rapide, et une terminaison presque toujours fâcheuse.

Les femmes sont plus accessibles à l'impression morbide que les hommes, les adultes plus que les vieillards, les vieillards plus que les enfants. Les nègres et les hommes de couleur sont plus disposés que les blancs; ils périssent presque tous dans les grandes épidémies.

Les gens que leur profession expose à de brusques changements de température, à des travaux excessifs, soit d'esprit, soit de corps, sont plus facilement influencés que les individus placés dans des conditions différentes. Nous n'avons pas remarqué que les porteurs d'eau, les tanneurs, les marchands d'huile, les corroyeurs, jouissent de l'immunité que le vulgaire et même quelques médecins leur ont attribuée.

L'opinion, fort accréditée en Orient, que ceux qui ont eu la peste une première fois en sont exempts, est non seulement contraire à l'expérience (car nous avons vu de fréquentes récidives), mais encore à la science qui enseigne que, sauf quelques exceptions bien connues, on est en général d'autant plus disposé à avoir une maladie qu'on en a déjà été atteint. La croyance contraire est déduite de l'analogie que l'on croit voir entre la peste et les maladies éruptives à virus.

On a dit à tort que les exutoires, la variole, la gale, la syphilis, préservent de la peste; les observations faites de nos jours sont contraires à cette assertion.

Les irritations des voies digestives, l'affection scrofuleuse, prédisposent éminemment à recevoir l'influence morbide.

Causes déterminantes.

La peur, un accès de colère ou de joie, une peine vive, en général toutes les émotions fortes, l'impression brusque du froid, l'action d'un soleil brûlant, peuvent amener le développement instantané de la maladie.

La fatigue, les écarts de régime, l'abus des liqueurs alcooliques et des plaisirs vénériens, agissent fréquemment aussi comme causes déterminantes.

Incubation.

Il est impossible de déterminer le moment de

l'intrusion du principe délétère dans l'économie ; il est impossible également d'établir la durée de l'incubation. Toutefois il nous est permis de déduire des faits nombreux observés par nos collègues et par nous-même, que l'incubation varie d'un jour à trois, et qu'elle dépasse rarement ce terme. Les cas cités de prétendue prolongation de cette période jusqu'au huitième et dixième jour n'ont aucune valeur, car ils se rapportent tous à des personnes qui, après avoir été en contact avec des individus malades, ou avec des objets réputés contaminés, se seraient soumises au *spoglio* et à l'isolement, mais sans sortir du rayon pestilentiel, restant ainsi livrées aux influences générales de l'atmosphère. Disons qu'il existe des circonstances qui contribuent à retarder ou à précipiter la manifestation de la cause morbide. Les changements de lieux, la différence d'intensité que présente la maladie, selon qu'elle est épidémique ou sporadique à la période de début ou à son déclin, les différences d'âge, de constitution, de tempérament, d'impressionnabilité, apportent forcément des différences correspondantes dans la durée de l'incubation.

Symptomatologie.

Dans la peste, les premiers phénomènes observés sont des troubles dans les fonctions de l'innervation, exprimés par un air d'hébétude, la marche chancelante et la difficulté de station. Les symptômes qui accompagnent ou qui suivent cet état consistent dans de graves désordres du système circulatoire que dénoncent la petitesse et l'extrême fréquence du pouls, des mouvements congestionnels vers la tête, le cœur et les organes abdominaux.

Aux perturbations du système nerveux et du système circulatoire succèdent toujours les lésions du système ganglionnaire. Ainsi, les ganglions lymphatiques de l'abdomen, du cou, des aisselles, des aines s'engorgent, et forment, du deuxième au quatrième jour, ces tumeurs connues sous le nom de *bubons*. Ces bubons ont leur siége aux régions cervicales, aux aisselles, aux aines, aux jarrets et nulle autre part. C'est faute d'avoir bien observé que des médecins les placent aussi dans des lieux privés de ganglions lymphatiques. La résolution en est la terminaison la plus ordinaire.

Les bubons pestilentiels ne sont autre chose que l'extension au dehors de la lésion du système lymphatique, et ce serait à tort qu'on les considérerait comme une éruption ayant un virus spécifique à la manière des pustules varioliques et vaccinales.

Les charbons se montrent rarement au début de la maladie, mais lorsqu'ils apparaissent à cette époque, ils sont généralement de funeste augure ; c'est ordinairement au milieu et vers le déclin de la maladie qu'on les observe.

Toutes les parties externes du corps, à l'exception du cuir chevelu, des faces palmaires et plantaires, sont susceptibles de recevoir les charbons ; mais on les observe plus particulièrement aux bras et aux jambes ; leur nombre varie depuis un jusqu'à dix, vingt et trente.

Le charbon n'est pas un symptôme essentiel de la peste, puisqu'il ne se montre que chez un tiers environ des malades.

Les pétéchies qui se présentent dans la peste offrent à peu près les mêmes caractères que dans les autres affections. Elles apparaissent à toutes les époques de la maladie et sont généralement un symptôme fâcheux ; comme les charbons, elles ne se montrent pas toujours, et pas plus qu'eux ne constituent un élément essentiel de la peste.

Si les malades résistent à ce premier ordre de phénomènes, soit parce que la cause morbide n'a pas une très grande énergie, soit parce qu'il existe dans l'économie une force de répulsion suffisante, alors se présente une autre série de symptômes : c'est une réaction générale que caractérisent l'élévation du pouls, l'augmentation de la chaleur, la céphalalgie avec délire agité ou tranquille, l'irritation de la muqueuse des voies digestives, indiquée par la rougeur et la sécheresse de la langue, par les douleurs épigastriques, par les nausées, par les vomissements, par la diarrhée. La mort survient du quatrième au cinquième jour, ou bien les symptômes s'amendent, la langue devient humide, la peau moite, le pouls moins fort, les bubons marchent à leur fin par résolution, suppuration ou induration, les charbons bornent leurs ravages, les pétéchies se résolvent, et le malade entre en pleine voie de guérison du quatorzième au vingtième jour.

Marche, durée et terminaison de la maladie.

La marche de la maladie n'est pas la même aux différentes phases de l'épidémie. Au début, elle est beaucoup plus rapide; la plupart des malades succombent dans l'intervalle de vingt-quatre à quarante-huit heures. A la deuxième période, ses prodromes sont mieux caractérisés, sa durée est plus longue ; lorsqu'elle a une issue fâcheuse, elle arrive ordinairement du troisième au sixième jour; on compte un assez grand nombre de guérisons. A la troisième période, qui est celle de la déclinaison, la maladie prend un caractère bénin; elle se réduit souvent à des symptômes peu graves, et la plupart des malades guérissent.

Diagnostic.

La fréquence du pouls, la chaleur de la peau, le regard incertain, l'expression de stupeur, la démarche chancelante, la présence des bubons, des charbons et des pétéchies; tous ces symptômes isolés n'auraient pas de valeur, mais réunis, ils deviennent des signes caractéristiques, et quand règne l'épidémie pestilentielle, un petit nombre d'entre eux suffit pour faire reconnaître la nature de l'affection.

Pronostic.

Souvent le pronostic de la peste est difficile à établir, tant la marche de cette affection est insidieuse. Il n'est pas rare, en effet, de voir l'état des malades s'aggraver, et la mort survenir alors que l'amendement des symptômes semble s'opérer. Quelquefois, au contraire, une amélioration instantanée se déclare au milieu de la série des symptômes les plus alarmants.

On peut cependant admettre comme des signes presque infaillibles de terminaison malheureuse, l'expression de stupeur, le délire agité, l'affaissement subit des bubons, la disparition brusque des taches pétéchiales.

Mortalité.

Quand on consulte les tableaux nécrologiques que nous ont laissés les historiographes de la peste aux différentes époques, on est tenté de croire à leur exagération. Cependant il faut convenir que c'est un des plus terribles fléaux qui désolent l'humanité. Si de nos jours les épidémies pestilentielles exercent de moins vastes ravages, c'est que cette maladie, comme plusieurs autres, a dû perdre quelque chose de sa malignité.

Un fait bien digne de remarque, c'est que dans les épidémies de peste, la mortalité relative est souvent en raison inverse du nombre des attaques et de l'étendue du rayon épidémique, comme si le fléau perdait en propriété meurtrière ce qu'il gagne en extension.

Anatomie pathologique.

On s'est peu occupé dans les siècles passés de

connaître la nature des altérations produites par la
peste dans l'économie, et les traités sur cette affection n'offrent qu'un très petit nombre d'autopsies.
Encore sont-elles si incomplètes que la science n'en
saurait retirer qu'un très faible avantage. Les
temps modernes n'étaient guère plus riches en observations nécroscopiques, parce que les rares médecins qui se sont trouvés face à face avec le fléau
n'ont pas pu en poursuivre l'étude jusque dans le
sein de ses victimes, de sorte qu'il nous est permis
de dire que l'anatomie pathologique de la peste
date réellement de 1835, et qu'elle est due tout
entière aux travaux des hommes qui ont combattu
et décrit cette terrible épidémie. Des centaines de
cadavres ont été ouverts par eux, et les parties les
plus ténues de l'organisme ont été examinées
avec soin.

Les autopsies qui ont été faites depuis 1835 ont
confirmé les observations recueillies à cette époque
sans y rien ajouter. Des résultats de ces nombreuses recherches se déduit la nécrographie sui-
vante :

Les traits de la face ne sont point effrayants
comme on l'a dit ; il y a rigidité dans les membres
quand la mort a été prompte, engorgements glandulaires aux aines, aux aisselles, rarement au cou,
plus rarement aux jarrets ; on retrouve les traces
de charbon et des pétéchies, quand ces phénomènes ont eu lieu pendant la vie.

Système nerveux. Les veines superficielles du
cerveau et les sinus sont remplis d'un sang noir ;

la substance cérébrale est souvent pointillée ; on la trouve quelquefois ramollie quand la maladie s'est prolongée, et qu'il y a eu délire violent ; la moelle épinière a toujours été trouvée dans l'état normal.

Système circulatoire. Le péricarde contient ordinairement de la sérosité, il présente quelquefois des ecchymoses sur la surface interne ; le cœur est également recouvert de larges pétéchies ; il est sensiblement augmenté de volume ; ses cavités droites sont remplies de sang, noir et fluide, ses cavités gauches sont presque vides. Les principaux troncs veineux sont gorgés de sang surtout ceux de l'abdomen. Les membranes internes de ces vaisseaux offrent assez souvent des ecchymoses, et quelquefois toute leur surface est d'un rouge foncé ; le tissu cellulaire ambiant est infiltré, de telle sorte qu'il semble y avoir eu transsudation à travers les parois de ces vaisseaux pendant la vie. Les artères sont vides et ne présentent aucune altération.

Système lymphatique. Tous les ganglions lymphatiques de l'économie sont augmentés de volume, leur dimension arrive quelquefois jusqu'à celle d'un œuf ; leur tissu est constamment injecté, d'une couleur plus ou moins foncée, et, au dernier degré d'altération, ils sont à l'état de putrilage.

Appareil digestif. La surface péritonéale présente souvent des pétéchies et des ecchymoses ; la muqueuse offre, de plus, des points ramollis, des ulcérations et quelquefois la gangrène ; le foie est augmenté de volume ; la rate est extrêmement développée, son tissu est gorgé de sang, ramolli, et réduit quelquefois à l'état de bouillie.

Appareil urinaire. Les reins sont ordinairement plus volumineux que dans l'état normal; ils sont couverts d'ecchymoses; leur parenchyme est injecté; la vessie est rétractée, et ne contient que peu ou point d'urine.

Tels sont en résumé les principaux effets de la peste sur l'économie, effets qui sont ordinairement indiqués par les signes extérieurs; mais il arrive aussi que les lésions pathologiques ne sont pas en rapport avec la gravité des symptômes; cela a lieu lorsque la mort a été prompte.

Traitement.

Comme on ne connaît point l'essentialité de la peste, chacun la combat d'après les idées qu'il s'est faites sur sa nature; c'est ainsi que l'on a employé les médications les plus opposées, les excitants, les antiphlogistiques, les évacuants, les narcotiques.

Au début des épidémies, l'action des causes morbides est si puissante, si rapide, elle produit dans les fonctions de l'économie des perturbations telles que le malade succombe dans quelques heures; il paraît impossible de trouver des moyens qui arrêtent le mal dans sa marche, et qui remédient à ses désordres. Aussi à cette époque l'intervention thérapeutique est-elle peu efficace et les guérisons fort rares.

Lorsque la maladie atteint la période de réaction,

et que les phénomènes inflammatoires sont bien caractérisés, les saignées générales et locales, jointes aux autres antiphlogistiques, deviennent le traitement le plus rationnel.

Les excitants, tels que l'éther, l'ammoniaque, le camphre, la valériane, etc., etc., paraissent avoir eu quelques succès dans les cas de prostration.

Le sulfate de quinine a été utile lorsque la maladie a présenté un caractère de rémittence ou d'intermittence, ce que, du reste, nous avons rarement observé.

Les émétiques et les purgatifs qui n'avaient pas été employés dans l'épidémie de 1834-35 et qui l'ont été postérieurement par quelques médecins, sont des moyens dont l'indication est rarement déterminée, et qui dans la majorité des cas peuvent être dangereux, les voies digestives étant presque toujours phlogosées.

Les mercuriaux à l'intérieur et à l'extérieur n'ont donné aucuns bons résultats.

Les affusions et les immersions froides n'ont pas produit des avantages bien marqués; cependant les malades tourmentés par une chaleur excessive et par la céphalalgie en ont éprouvé du soulagement.

L'huile vantée en Orient comme un spécifique contre la peste, n'a été d'aucune utilité, bien qu'elle ait été administrée à l'intérieur et en frictions.

Le hachich, substance enivrante vantée par un médecin qui a traversé l'épidémie de 1835, est un moyen dont les résultats ont été aussi équivoques

que pour le choléra, au traitement duquel on l'a
dernièrement appliqué.

La cautérisation des bubons, proposée dans le but
de *localiser* la peste, de produire des *bubons arti-
ficiels*, de faciliter la crise, n'a jamais pu donner ce
résultat, les bubons ne constituant point le phénomène essentiel de la maladie. Elle n'est indiquée
que lorsque ces tumeurs ont une marche lente, in-
certaine, qu'elles menacent de rétrocéder, ou que
l'on en veut hâter la suppuration.

Au déclin de l'épidémie, la maladie se présen-
tant avec des symptômes benins, la plupart des
malades guérissent, le plus souvent sans les secours de l'art.

En résumé, il n'y a aucune méthode exclusive
qui soit rationnelle dans la thérapeutique de la
peste, comme dans celle du choléra et de plusieurs
autres maladies ; le médecin philosophe et conscien-
cieux se borne à suivre les indications et à faire
de la médecine symptomatique.

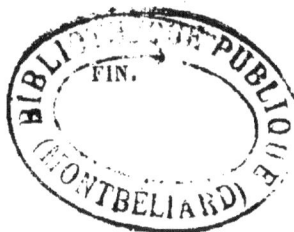

TABLE DES MATIÈRES.

OUVRAGES DU MÊME AUTEUR.

DE LA PESTE

1 vol. in-8. — Prix : 6 fr.

APERÇU GÉNÉRAL

SUR L'ÉGYPTE

2 vol. in-8, avec portrait, cartes et plans.

COMPTE RENDU

DE

L'ÉTAT DE L'ENSEIGNEMENT MÉDICAL

ET DU

SERVICE DE SANTÉ CIVIL ET MILITAIRE DE L'ÉGYPTE

AU COMMENCEMENT DE MARS 1849.

1 vol. gr. in-8.

www.ingramcontent.com/pod-product-compliance
Lightning Source LLC
Chambersburg PA
CBHW071529200326
41519CB00019B/6123